U0297459

完美孕产

——高龄 高危妊娠篇

主编 李凤秋　王华英　张月梅

中国医药科技出版社

内 容 提 要

随着我国二胎政策实施,中国将有 9000 万女性能够生二胎,在这 9000 万女性中,60% 的女性年龄至少在 35 岁以上,高龄妊娠增加了她们在怀孕期间的风险,高危妊娠对孕产妇及胎婴儿都有较高危险性,可能导致难产或危及母婴安全。本书详细介绍了高龄、高危妊娠的知识,以便每位孕妇能够进行系统孕期管理,做到早预防、早发现、早治疗,及时有效地控制高危因素的发展,防止可能导致胎儿及孕妇死亡的各种危险情况出现,以保证母亲及胎儿顺利地度过妊娠期与分娩期。

图书在版编目(CIP)数据

完美孕产. 高龄 高危妊娠篇 / 李凤秋,王华英,张月梅主编 . — 北京:中国医药科技出版社,2017.6
ISBN 978-7-5067-9204-2

Ⅰ. ①完… Ⅱ. ①李… ②王… ③张… Ⅲ. ①孕妇—妇幼保健—基本知识②产妇—妇幼保健—基本知识③高危妊娠—基本知识 Ⅳ. ① R715.3 ② R714.2

中国版本图书馆 CIP 数据核字(2017)第 064548 号

美术编辑 陈君杞
版式设计 也 在

出版 中国医药科技出版社
地址 北京市海淀区文慧园北路甲 22 号
邮编 100082
电话 发行:010—62227427 邮购:010—62236938
网址 www.cmstp.com
规格 710×1000mm $^1/_{16}$
印张 15 $^3/_4$
字数 192 千字
版次 2017 年 6 月第 1 版
印次 2017 年 6 月第 1 次印刷
印刷 北京市密东印刷有限公司
经销 全国各地新华书店
书号 ISBN 978-7-5067-9204-2
定价 32.00 元

完美孕产——高龄 高危妊娠篇

编 委 会

主　编　李凤秋　　王华英　　张月梅

副主编　孙晓静　　姚依坤　　田　石
　　　　　张志慧

编　委（以姓氏笔画为序）
　　　　　王永萍　　杨　华　　张　磊
　　　　　张志华　　贾　晨　　钱年凤
　　　　　徐　萍　　郭　丽　　蒋瑞利
　　　　　韩　颖　　魏　维

前　言

　　孕育－分娩是每个女人生命中必须经历的一次旅行。旅途中有鲜花美景，也有荆棘满地。从成功孕育到完美分娩，短短几个月时间，充满着喜悦，其中也不乏挑战。

　　我们始终相信一切都是最好的安排，每位小天使都是上天赐给我们的礼物，顺利孕育－分娩是每个临床工作者及每位准妈妈共同期待的结果。然而，物竞天择，适者生存！从孕育到顺利分娩无时无刻不在考验着每一位小宝宝，对母体本身也是一个巨大的挑战，其中大部分准妈妈及小天使们都能安然度过为期数月的孕育期，直至顺利分娩，母子平安。也不乏个别准妈妈及小宝宝会遇到各种难以预测的情况，最后被大自然淘汰。如何解决这种难题，如何成功避免悲剧的发生，成为摆在广大妇产医务工作者及每位准妈妈、准爸爸面前的一个难题。为了切实解决临床工作中遇到的类似问题，尽最大努力帮助每位准妈妈、准爸爸，我们决定写一本这样的孕育指南。希望本书能为每位准妈妈及准爸爸解决孕育－分娩这一漫长旅途中遇到的各种难题，让他们可以做到心中有数，迎接小天使的到来。

　　妊娠不易，且行且珍惜，每个新生命的到来都是胎儿及母亲共同努力的结果，更是不断解决困难、迎难而上的完美结局，妊娠更是一场没有硝烟的战争。本书将致力于解决妊娠过程中遇到的各种异常情况，为每位准妈妈在妊娠的旅途中保驾护航，直至成功的彼岸。

　　由于编者水平有限，书中难免有欠妥之处，诚邀各位同仁、读者朋友给予指正。

编　者

2017 年 1 月

孕前

孕期

分娩

产后

母乳喂养

新生儿

孕前

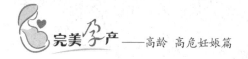
✦ 高龄妇女孕前为何要控制好基础病？

分娩时孕妇年龄达到或超过 35 岁，均为高龄产妇，研究显示，年龄越大，患各种病的风险就越高，血压过高会造成血管痉挛，会影响胎盘的供血和胎儿的发育，甚至会造成脑出血、脑血栓、心衰等严重后果。血糖控制不好的话，会使流产，死胎，胎儿畸形的风险增高。因此，高龄妇女孕前要控制好基础疾病。

✦ 为何要做再生育评估和孕前检查？

女性的最佳生育年龄是 25~29 岁，而高龄产妇，她们的生殖功能和身体状况，直接影响到卵子质量的好坏，直接影响到能否怀孕。尤其是第一胎为剖宫产术者，前次剖宫产的原因，手术情况，距离前次手术的时间，子宫瘢痕的愈合情况，都是应该考虑的问题。夫妻双方年龄较大者，尤其患有高血压，糖尿病，甲状腺疾病和肝脏疾病，一定要请专科医生评估，待病情稳定后，做相关的孕前检查，做到万事俱备才等东风。不管是否是二胎，如果是高龄产妇，出现胎儿畸形或染色体异常的几率高于年轻产妇，不能说第一个孩子没有出生缺陷，第二个孩子就一定没有问题，一定要认真听取医生的建议。

✦ 为什么要进行婚前保健？

随着社会的进步，人们生活和工作的负荷逐渐增加，人们更专注于自身的发展，导致结婚年龄、生育年龄均推迟，带来一系列与生殖健康有关的问题：性心理问题、避孕及生育、出生缺陷的预防、孕期监测、分娩方式的选择等。生育年龄的推迟，高龄孕妇的增多，还会出现一系列高危妊娠。因此，进行婚前保健很重要。

✦ 为什么要重视婚前检查？

青年人通常对自身健康状况很自信，而且多数疾病必须通过医学手段才能检出，并非靠自身判断来确诊，因此可能意识不到现存或潜在的健康问题，对自身健康状况缺乏体察，对异常情况缺乏认识，而他们的健康和素质将直接影响下一代的质量，故应重视婚前检查。

✦ 婚前检查需要查些什么呢？

婚前医学检查主要是对婚育有影响的疾病的检查，一般过程为：医生详细询问病史，全身检查，生殖器官检查，必要的化验和辅助检查，以确定有无影响婚姻和生育的疾病。如果有的话，医生会对患影响婚育疾病的对象提出医学意见，并予指导，提出预防策略。

影响婚育的疾病主要包括以下几种：①严重的遗传性疾病：由遗传因素先天形成，后代再发风险高，不宜生育的遗传性疾病；②传染病：如艾滋病、淋病、梅毒、麻风病及影响结婚和生育的其他传染病；③精神病：精神分裂症、躁狂抑郁型精神病等；④影响结婚和生育的心、肝、肺、肾等重要脏器疾病及生殖系统发育障碍或畸形。

✦ 哪些情况医学上不建议生育？

不宜生育的人，按照优生学原则，凡是夫妇双方患有相同的遗传性疾病，均不宜生育。夫妇任何一方有下列情况之一者，因其所生子女患遗传病的风险太大，也应不生育后代：①严重的常染色体显性遗传病，如成骨发育不全、视网膜母细胞瘤等；②多基因遗传病并属高发家系（指除患者本人外其父母兄弟姐妹中有一人或更多人患同样疾病）者，如重症先天性心脏病、躁狂抑郁性精神病，即使病情稳定亦不宜生育；③不属上述范围的罕见遗传病，凡能致死或造成生活不能自理，且子女直接发病又不能治疗者，如马凡综合征等。④如夫妻一方患有重要脏器疾病的亦建议不宜生育。

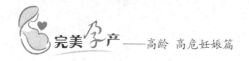

✦ 哪些情况医学上建议控制下一代性别？

X连锁隐性遗传病的传递规律为女性是致病基因携带者，可将致病基因传给儿子（发病机会为50%），所以，女方已知为致病基因携带者（如血友病、假性肥大性营养不良）等，若与正常男性婚配，应在受孕后适时做产前诊断判定胎儿性别，控制生女而不生男。

✦ 哪类人群需要选择怀孕时机？

有以下情况之一者暂缓生育：

①女方有心、肝、肾、肺等慢性病，尤其在这些器官的功能不正常时不宜受孕。

②一方患有急性传染病时不宜受孕。患有急性病毒性感染，如流感、风疹、传染性肝炎、病毒性脑炎等，易造成胎儿畸形。因此，在治愈后方可受孕。

③梅毒、淋病等性病未治愈时，应暂缓怀孕，积极到正规医院进行治疗，待性病治愈后再考虑怀孕。

④女方长期服用某种药物时不宜受孕。受孕前找相关科室医生咨询，确认所服药物对胚胎无害才能受孕，或者停药一段时间后再怀孕。

✦ 哪类夫妻需要进行遗传咨询？

夫妇双方或家族成员患有某些遗传病或先天畸形者；曾生育过遗传病患儿的夫妇；曾生育过不明原因智力低下或先天畸形儿的父母；发生不明原因的反复流产或有死胎死产的夫妇；婚后多年不育的夫妇；35岁以上高龄孕妇；长期接触不良环境因素的育龄青年男女；孕期接触不良环境因素及患有某些慢性病的孕妇；常规检查或常见遗传病筛查发现异常者。

✦ 孕前需要哪个科室的医生进行遗传咨询？

遗传咨询分为：婚前咨询、孕前咨询、产前咨询和一般遗传咨询。从事医学遗传的专业人员或咨询医师，可以提供遗传咨询。针对不同目的可以选择遗传门诊、婚前检查门诊、产前诊断门诊和优生优育门诊。

✦ 女性患软骨发育不全病可以怀孕生育吗？

软骨发育不全，为严重的常染色体显性遗传病，多为基因突变所致。目前无治疗方法，子女发病率高，且产前不能做出诊断，故禁止生育。

✦ 女性患成骨不全病可以怀孕生育吗？

成骨不全的致病基因较多，再次生育前必须确定基因突变，不能确定致病基因突变者，不能进行产前基因诊断，可通过 B 超检查骨骼是否异常，有些患儿在宫内就有骨折发生。因此，妊娠期间需到有产前诊断条件的医院做产前筛查。

✦ 夫妇双方均为聋哑人可以生育吗？

如夫妇一方有先天性耳聋阳性体征，或有先天性耳聋患儿生育史，或夫妇任一方有先天性耳聋阳性家族史，应建议由专科医生检查是哪种类型的耳聋，根据结果估计再发风险，并提出指导意见。

✦ 产前诊断可以检查出哪些疾病？

超声检查可以诊断的畸形：无脑儿、严重的脑膨出、严重的开放性脊柱裂、严重胸及腹壁缺损、内脏外翻、单腔心、致死性软骨发育不全 7 种畸形。

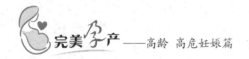

另外还有唇腭裂、颈部水囊状淋巴管瘤、畸胎瘤、血管瘤、胎儿器官发育明显异常等。

羊膜腔穿刺或脐静脉穿刺可诊断：一些染色体病；性连锁遗传病：如血友病、红绿色盲；遗传性代谢缺陷病。

✦ 哪些人群需要进行产前诊断？

高龄孕妇，家族有遗传病史，某些遗传病高发地区的孕妇，曾分娩过染色体异常儿的孕妇、曾有多次不明原因的死胎或新生儿早期夭折的孕妇等高危人群均需要进行遗传咨询，必要时进行产前诊断以预防严重遗传病患儿的出生。

✦ 常见的产前诊断方法有哪些？

分为有创性检查和无创性检查，有创性检查包括绒毛细胞检查、羊水细胞检查、脐血细胞检查。无创性检查包括超声检查，母血生化检查等。

✦ 高龄妊娠有什么危害？

高龄产妇是指分娩年龄等于及大于 35 岁的女性。处在这个年龄的妇女，随着年龄的增高，卵巢功能逐渐趋向衰退，卵子中染色体畸变的机会增多，容易造成流产、死产或畸胎。有调查显示，先天愚型儿的发病率在 25~29 岁的产妇中约为 1/5000；在 30~34 岁的产妇中约为 1/900；在 35~40 岁的产妇中约为 1/250，而在 45 岁以上的产妇中竟高达 1/40。高龄孕妇中出现妊娠期糖尿病、巨大儿、早产、低出生体重儿、剖宫产、宫缩乏力、产程延长、产后出血的危险性增加。

✦ 男性年龄大对妊娠有什么影响吗？

随年龄的增长，男性精子发生遗传异常的频率和染色体异常的危险增加，这些异常如传递给胎儿将导致自然流产。要想生个健康的宝宝，光靠女性的努力是不够的，男性孕前检查也是必不可少的，高龄男性除了在孕前做常规的全面体格检查外，还应接受产前诊断，排除有家族遗传病史，传染病史。同时男性为了后代的健康，要戒烟戒酒，并远离不良的化学或物理环境，如高温、辐射、噪音、汽油等等。

✦ 高龄妇女孕前要做哪些准备？

①积极补充叶酸：从孕前 3 个月开始到怀孕的最初 3 个月，每个妇女都应该补充小剂量叶酸，以预防胎儿神经管畸形；

②远离小宠物，远离香烟及二手烟；

③减少使用电脑的时间，在不需要的时候应尽量关闭电脑，或每一小时左右到室外活动一会儿，都会减少电脑的危害；

④做全面的孕前检查，可以提前发现一些基础疾病，孕前一定要征求相关科室医生的意见，了解自身的身体状况能否耐受孕期各系统所要承受的负担。

✦ 既往患有慢性疾病，怀孕前要做哪些准备呢？孕前需要停药吗？

要由相关的学科评估病情，决定能否怀孕。孕前应该选用对精子、卵子和胚胎毒性较小的药物维持，直到妊娠和哺乳结束。如糖尿病不用口服降糖药，可改用胰岛素；慢性高血压不用利血平、卡托普利、复方降压片等，可改用拉贝洛尔、柳胺苄心定等。

✦ 慢性疾病患者孕前如何健康饮食？

①食谱广。可从蔬菜、水果、粮食、奶制品、瘦肉类、鱼蛋、豆类食品中获取各类营养。

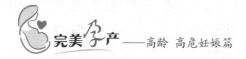
②饮食应低脂、低糖、低盐。

③孕前调整饮食、增强运动，使得自己的体重指数［体重（kg）/ 身长 ^{2}（M^2）］在 18.5~23.9 之间，即不胖不瘦，肥胖者以此法减轻体重，但不用减肥药，这样的体格可减少母亲并发症，保证胎儿正常发育。

④避免烟酒和咖啡因。

⑤补充小剂量叶酸 0.4~0.8mg/ 天。

✦ 什么是糖尿病？

糖尿病是由多种病因引起的一组以慢性血葡萄糖（简称血糖）水平增高为特征的代谢疾病群。由于胰岛素分泌和（或）作用的缺陷，引起血糖升高，蛋白质、脂肪代谢紊乱，久病还可引起多系统损害，导致眼、肾、神经、心脏、血管等组织的慢性进行性病变。病情严重或应激时也可发生急性代谢紊乱，如酮症酸中毒、高渗性昏迷等。

✦ 普通的糖尿病分几种类型？

分两种类型：

1 型糖尿病：由于各种原因引起的胰岛细胞受损，胰岛素分泌绝对不足，其治疗必须依赖注射胰岛素。

2 型糖尿病：在遗传因素的基础上，各种致病因素如肥胖、高糖高脂饮食、生活方式、年龄、精神因素、病毒等的综合影响下，造成胰岛素分泌相对不足或产生了胰岛素抵抗，为了能够正常降血糖，机体的自我调节系统促使胰岛 β 细胞继续成倍分泌胰岛素，导致了高胰岛素血症的发生。

✦ 妊娠合并糖尿病有几种类型？

有两种：

一种是孕前糖尿病（Pre-gestational diabetes mellitus, PGDM）：即

孕前已确诊或在妊娠期首次被发现血糖升高，血糖程度已达非孕期糖尿病标准；

另一种是妊娠期糖尿病（gestational diabetes mellitus, GDM）：妊娠前糖代谢正常或有潜在糖耐量减退，妊娠期才出现或发现的糖尿病。

✦ 糖尿病对人体有什么影响？妊娠对糖尿病有什么影响？

糖尿病的慢性并发症，主要为大血管病变（心脏病、高血压、脑血管意外及下肢血管病变）、微血管病变（糖尿病视网膜病变、糖尿病肾病），和神经病变等。以累及心、脑、肾等生命器官和危害严重为特点，是糖尿病防治的重点和难点。

妊娠可使既往无糖尿病的孕妇发生 GDM，也使原有的糖尿病患者病情加重。

✦ 糖尿病患者在妊娠前应做哪些准备？

所有孕前糖尿病患者备孕前，均需妊娠前咨询，由内分泌科医生进行全面体格检查，包括血压、血糖、心电图、眼底、肝肾功能。了解病程，病情，血糖控制情况，明确糖尿病分级，决定能否妊娠。如果是 1 型糖尿病患者，还应评价甲状腺功能。

✦ 糖尿病分几级？

A 级：妊娠期诊断的糖尿病。

A1 级：经饮食控制，空腹血糖＜5.3mmol/L，餐后血糖＜6.7mmol/L。

A2 级：经饮食控制，空腹血糖≥5.3mmol/L，餐后血糖≥6.7mmol/L。

B 级：显性糖尿病，20 岁以后发病，病程＜10 年。

C 级：发病年龄 10~19 岁，或病程＜10~19 年。

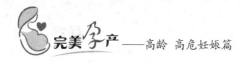

D 级：10 岁前发病，或病程 ≥ 20 年，或合并单纯性视网膜病变。

F 级：糖尿病肾病。

R 级：眼底有增生性视网膜病变或玻璃体积血。

H 级：冠状动脉粥样硬化性心脏病。

T 级：有肾移植史。

✦ 哪些孕前糖尿病患者可以妊娠？

器质性病变较轻、血糖控制良好者，可在积极治疗、密切监护下继续妊娠。

✦ 哪些孕前糖尿病患者不宜妊娠？

未经治疗的 D、F、R 级糖尿病，一旦妊娠，对母儿危害极大，应避孕，不宜妊娠。如糖尿病患者已有严重心血管病，肾功能减退或眼底有增生性视网膜病变，外周神经炎等，如已妊娠，应尽早终止妊娠。

✦ 糖尿病患者血糖控制到什么范围可以怀孕？

血糖控制不理想的孕前糖尿病女性，妊娠早期流产及胎儿畸形的发生率风险明显增加，妊娠前理想的血糖可显著降低上述风险，但目前尚无确切的降低上述风险的血糖阈值标准。

计划妊娠的糖尿病患者，应尽量控制血糖，使糖化血红蛋白 < 6.5%，使用胰岛素者使糖化血红蛋白 < 7%。

✦ 口服降糖药对胎儿有影响吗？

目前常用的口服降糖药有三种：格列本脲，二甲双胍和阿卡波糖，其中格列本脲极少通过胎盘，二甲双胍可以通过胎盘，此两种药物在孕妇中应用的安全性及有效性不断被证实，但我国尚缺乏有效研究，目前有无致畸作用尚不知。而阿卡波糖目前还不知是否可以通过胎盘，所以研究更少。

所以一般来讲，孕前3个月应有内分泌科医生将口服降糖药改为胰岛素降糖为安全。

✦ 糖尿病会遗传给孩子吗？

糖尿病有遗传倾向，糖尿病患者的子女、兄弟姐妹发生糖尿病的风险显著增高。因此，糖尿病患者的家人更要注意预防糖尿病。

✦ 糖尿病患者备孕如何饮食？

高营养、高维生素、低糖、低脂肪饮食。脂肪是产生热量最高的食物。在家可用服药剩下的带刻度透明小量杯量取10毫升油或者用普通汤匙装1勺油做一道菜，每人每日的用油量不超过25毫升或2.5勺。膳食纤维能延缓食物中糖的吸收，保持大便通畅并减少饥饿感，所以，可以多选择一些富含膳食纤维的食物，如蔬菜、粗粮、燕麦等。

✦ 糖尿病患者孕期运动有什么好处？

运动可以缓解妊娠期常见的症状，如预防便秘、痔疮，静脉曲张、小腿抽筋和踝关节水肿；可以改善支持后背力量预防背痛，改善情绪，减少抑郁，提高睡眠质量，延长睡眠时间；增加阴道顺产的机会；减少外伤的可能性。积极、有效地运动，让孕妇健康、快乐、平安度过围产期。

✦ 糖尿病孕妇孕期如何运动？

普通孕妇应该避免长时间坐卧，可以步行，练瑜伽，上下楼梯，打扫卫生，日常家居活动，游泳，还可以进行上下肢肌肉力量的练习。对于糖

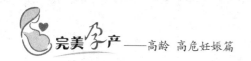
尿病孕妇应该加大运动强度，选择一种低至中等强度的有氧运动（又称耐力运动），主要指由机体大肌肉群参加的持续性运动；比如步行，比较容易被孕妇接受，一般选择在正餐后 30 分钟开始运动，步行速度为 3~4.5km/h，根据体力可以逐渐增加运动时间，每次最多可运动 30~40 分钟，每周 3~4 次。

✦ 糖尿病孕妇选择运动疗法前应该注意什么？有什么禁忌证？

注意事项：运动前行心电图检查以排除心脏疾患，并需确认是否存在大血管和微血管的并发症。

运动疗法的禁忌证：

①绝对禁忌证：1 型糖尿病合并妊娠、心脏病、视网膜病变、多胎妊娠、宫颈机能不全、先兆早产或流产、胎儿生长受限、前置胎盘、妊娠期高血压疾病，胎膜早破、26 周后的前置胎盘等；

②相对禁忌证：严重贫血、未经评估的孕妇心律失常、慢性支气管炎、极度肥胖。极度低体重、极度静坐生活史、未有效控制的高血压、运动系统限制、未能有效控制的癫痫、未有效控制的甲亢、重度吸烟者。

✦ 糖尿病患者妊娠前为什么要检查糖化血红蛋白？

糖化血红蛋白是葡萄糖与红细胞的血红蛋白结合形成的稳定产物，其占血红蛋白的比例与血糖浓度成正比。糖化血红蛋白的浓度可反映近 2~3 个月的血糖平均水平，是评价血糖控制水平的监测方法。

✦ 除了饮食还有什么可以引起血糖的变化？

引起血糖波动的因素很多，如饮食、运动、情绪、睡眠及服药等，在感觉不舒服时才监测血糖，将无法判断造成血糖波动的主要原因，源头问题无法解决，血糖势必无法达标。

✦ 有糖尿病家族史者孕前需要检查血糖吗？

一级亲属患有糖尿病，其子代发生糖尿病的风险高于普通人群，所以有糖尿病家族史者，尤其合并肥胖、多囊卵巢综合征、高血压者更应该孕前检查血糖，以明确有无糖尿病或糖耐量受损，以利于孕期的有效管理。

✦ 妊娠后应什么时候监测血糖？

在孕 24~28 周的产检中，就会进行妊娠期糖尿病的筛查，筛查方法是葡萄糖耐量试验（oral glucose tolerance test，OGTT）。

✦ 孕妇如何做葡萄糖耐量试验（OGTT）？

做 OGTT 前 3 天正常饮食，每日碳水化合物不少于 150g，至少禁食 8 小时后测空腹血糖，然后将 75g 葡萄糖溶于 300ml 水中，5 分钟服完，服糖后 1 小时、2 小时分别抽静脉血，查血浆葡萄糖值，空腹、1 小时、2 小时三次血糖阈值分别为：5.6mmol/L、10.3mmol/L、8.6mmol/L。任何一项血糖值达到或超过上述标准即诊断为妊娠糖尿病（GDM）。

✦ 妊娠后如何诊断孕前糖尿病（PGDM）？

符合以下两项中任意一项者，可确诊孕前糖尿病。

（1）妊娠前已确诊为糖尿病的患者。

（2）妊娠前未进行过血糖检查的孕妇，尤其存在糖尿病高危因素者，首次产前检查时需明确是否存在糖尿病，妊娠期血糖升高达到以下任何一项标准应诊断为 PGDM。①空腹血浆葡萄糖（FPG）≥ 7.0mmol/L。②OGTT 试验：

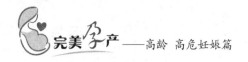
服糖后2h血糖≥11.1mmol/L。

③伴有典型的高血糖症状或高血糖危象，同时随机血糖≥11.1mmol/L。

④糖化血红蛋白（HbA1c）≥6.5%。

✦ 糖尿病患者血糖低于多少会发生低血糖?

血糖≤3.9mmol/L时，就属于低血糖范围，但对部分患者来说，血糖值高于3.9mmol/L时，也可能会出现低血糖反应。

✦ 糖尿病患者在发生低血糖时有什么表现吗?

发抖、紧张、心慌、易怒、焦虑、乏力、饥饿、出汗或虚弱、面色苍白、眩晕、反应迟钝、神志不清。

✦ 血糖高于多少需要治疗?

糖尿病合并妊娠患者妊娠期餐前、夜间及空腹血糖宜控制在3.3~5.6mmol/L，餐后2h血糖5.6~7.1mmol/L。若经过饮食及运动管理达不到上述标准时，应加用胰岛素治疗。

✦ 糖尿病孕妇治疗过程中发生了低血糖怎么办?

尽快口服含葡萄糖丰富的食物或饮料提高母体血糖水平以防发生孕妇低血糖性晕厥。

✦ 糖尿病孕妇发生低血糖对胎儿有影响吗?

孕妇低血糖会严重影响胎儿宫内安全，导致胎儿宫内窘迫，甚至胎死宫内，一定要引起重视。

✦ 妊娠期糖尿病孕妇可以在家自我监测吗？如何自我检测呢？

血糖稳定后可以在家自我监测，使用已经校正过的正规品牌血糖仪。

我们平常说的血糖大轮廓，是指每天测血糖 7 次，包括三餐前 30min、三餐后 2h 和夜间血糖。

如果孕妇自己在家自测血糖，每周至少监测 1 次全天血糖，包括空腹血糖（FBG）及三餐后 2h 末梢血糖共 4 次。

✦ 如何诊断高血压？

在未使用抗高血压药物，静息状态下，经不同日的 3 次反复测量，至少有两次血压升高，如收缩压 ≥ 140mmHg 和 / 或舒张压 ≥ 90mmHg，就可诊断为高血压。但应注意区分是原发性高血压还是继发性高血压。

✦ 高血压对身体有什么影响？

高血压是多种心、脑血管疾病的重要病因和危险因素，如血压高，且病程长，主要影响重要脏器如：心、脑、肾的功能，导致脏器功能衰竭。高血压死亡率高，究其原因，高血压的并发症是最重要的因素。

✦ 高血压有哪些并发症？

高血压并发症多由于动脉压持续性升高，引发全身小动脉硬化，从而影响组织器官血液供应，包括：高血压危象、高血压脑病、心力衰竭、慢性肾衰竭、主动脉夹层、冠心病等。

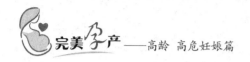

✦ 什么样的人群易发妊娠期高血压？

高龄产妇，尤其是年龄大于 40 岁者；子痫前期病史；抗磷脂抗体综合征；高血压、肾炎、糖尿病病史，子痫前期家族史（母亲或姐妹）；首次产检时体重指数 ≥ 35kg/m²（体重指数＝体重 / 身高²）；本次妊娠为多胎妊娠；初次怀孕；妊娠间隔时间 ≥ 10 年；早期收缩压 ≥ 130mmHg，或舒张压 ≥ 80mmHg 等均与该病发生密切相关。

✦ 妊娠期高血压和季节有什么关系？

妊娠期高血压的发生与气候变化密切相关，冬季或初冬寒冷季节和气压上升时等易发病。

✦ 日常如何防止发生妊娠期高血压？

①保持乐观积极的心态；②孕期加强营养，保证休息，休息时左侧卧位；③孕期正规产检，监测血压变化；④规范补钙，每天 1~1.5g 钙。

✦ 有高血压家族史孕前应该注意什么？

有高血压家族史者，应注意监测血压，以及时发现血压高的倾向性，提示产科医生对其加强监护，及时发现高血压及并发症。

✦ 血压控制不好，怀孕后有哪些风险？

高血压是对妊娠影响较大的疾病之一，高血压时血管痉挛，会影响胎盘供血和胎儿发育，导致胎儿生长受限（小于同孕龄体重的 10%）；若母亲血压过高，由于血液动力学改变，会影响到母体的心血管系统，甚至造成脑出血，脑血栓，心衰，胎盘早剥等严重后果，危及母儿生命。

✦ 高血压对孕妇有什么影响？

慢性高血压孕妇，孕期的风险是并发先兆子痫，其发生的比例约占 25%，如既往有先兆子痫或肾功能不全，病程超过 4 年，则发生率更高，胎盘早剥的几率高，胎儿生长受限的几率高，而胎盘早剥是严重的产科急症，严重影响母儿生命安全。

✦ 轻度高血压妇女能怀孕吗？

高血压分三级：轻度高血压也就是指高血压 1 级，是指收缩压 140~159mmHg 或舒张压 90~99mmHg，轻度高血压女性，孕期发生相关合并症的几率较低，如肾功能正常，是可以怀孕的。

✦ 中度高血压妇女能怀孕吗？

中度高血压也就是指高血压 2 级，是指收缩压为 160~179mmHg 或舒张压为 100~109mmHg，中度高血压，如肾功正常，待血压稳定至 140/90mmHg，可以怀孕。

✦ 重度高血压妇女能怀孕吗？

重度高血压，也就是高血压 3 级，是指收缩压 ≥ 180mmHg 或舒张压 ≥ 110mmHg。重度高血压患者，发生早期流产的几率高达 50%，孕产妇死亡率高，尤其是合并先兆子痫者，而且该类患者产后可发生脑病、心衰、肾衰、肺水肿，多见于慢性高血压已有肾损害者，易合并先兆子痫、胎盘早剥、DIC（弥散性血管内凝血），所以重度高血压妇女，不能怀孕。

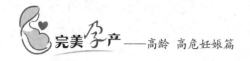
✦ 继发性高血压妇女可以怀孕吗？

高血压分两种，分别为原发性高血压和继发性高血压，继发性高血压，是指继发于肾脏疾病、肾血管性高血压、原发性醛固酮增多症、库欣综合征和嗜铬细胞瘤。对继发性高血压患者应根据病因及时治疗，待恢复后，经内科医师检查并与妇产科医师会诊后，确定能否妊娠。因为继发性高血压的病因不一样，愈后也不同。

✦ 高血压妇女备孕前应如何准备呢？

孕前要到正规综合医院心内科就诊，由医生全面系统了解年龄、高血压程度、病程、有无靶器官损害，如心脏、肾脏、眼底，是否合并其他疾病，所以需要做全面体检，包括全套生化检查，如尿酸大于 6mg/dl，肌酐大于 1.2mg/dl，要注意肾功能的损害；心电图，必要时做超声心动检查，注意有无主动脉弓扩大，主动脉夹层动脉瘤；心功能状况；眼底检查；糖代谢筛查及 OGTT（糖耐量试验）。

✦ 男性高血压可以生育吗？

一般男性高血压患者，对怀孕的影响不大。只要男性的精子质量合格，女性是可以怀孕的。所以在想要孩子的前一段时间，男性要注意调整身体状态，不要熬夜，劳累，避免刺激性的物质，如咖啡、可乐、酒精等，一般只要不影响到精子的质量状态，对怀孕是没有直接影响的。

✦ 高血压孕前需要停药吗？

慢性高血压，一般病程较长，对药物有依赖，一旦停药则血压易升高，所以不能随便停药，但应将不适宜孕期口服的药物改为对胎儿影响小的药物，一般在准备怀孕前 3 个月就要在医生的建议下调整好治疗方案。

✦ 高血压患者怀孕前需要做什么准备？

慢性高血压妊娠的风险是并发先兆子痫，胎盘早剥的发生率也明显增高，胎儿宫内发育受限机会也增高，如轻度高血压，肾功能正常，则预后较好。如重度慢性高血压患者则早期流产率可达 50%，孕产妇死亡率也较高。重度慢性高血压患者在产后可能出现脑病、心衰、肾衰、肺水肿等。慢性高血压患者在妊娠期一定要了解年龄、高血压程度、病程、有无心脏、肾脏、眼底等其他器官损害，是否合并其他疾病等，所以要做全面体检，包括全套生化检查、心电图，必要时行超声心动图，心功能状况、眼底检查、糖代谢筛查及 OGTT（oral glucose tolerance test）。在用药的选择方面，选择可减少孕妇危险性又对胎儿无损害的药物

✦ 高血压孕妇补钙的重要性是什么？

有研究发现妊娠期高血压者细胞内钙离子升高，血清钙下降，导致血管平滑肌细胞收缩，血压上升，对有高危因素的孕妇自孕 20 周起每天补钙 2g，可以降低妊娠期高血压疾病的发生率。同时钙摄入不足可引起维生素 D 缺乏、甲状腺机能减退，影响胎儿骨骼和牙齿的发育。

✦ 先天性心脏病具体包括哪些疾病？

先天性心脏病包括：单纯肺动脉口狭窄、肺动脉瓣关闭不全、主动脉口狭窄、主动脉缩窄；房间隔缺损、室间隔缺损、动脉导管未闭等；法洛三联症或法洛四联症、完全大动脉转位、肺动－静脉瘘等。

✦ 患有先心病，能怀孕吗？

①如果病变程度较轻，心功能良好，无肺动脉高压、无紫绀，在严密观察下可以怀孕。

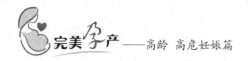
②先心病经手术修补后，无紫绀，心功能良好者可以怀孕。

③如果先心病术前病情严重，虽经手术治疗，但妊娠仍有危险，应请专科医生根据女性年龄、病变严重程度，以及心功能来进行综合评估是否可以怀孕。

④如果病变程度较严重，心功能在Ⅲ～Ⅳ级，过去有心衰病史，有肺动脉高压或感染性心内膜炎病史者不宜怀孕。或先心病虽进行手术，但有发绀及肺动脉高压者，不宜怀孕。

✦ 如果有风湿性心脏病，能怀孕吗？

风湿性心脏病是进行性疾病，随着病变的进展会使病情加重，而妊娠后会使病情发展。

①心功能Ⅰ～Ⅱ级时，无心衰及其他并发症的，可尽早妊娠，妊娠后由专科医生在早期再次评估心脏功能，决定能否继续妊娠。

②心功能Ⅲ～Ⅳ级时，经治疗无好转或病情反复者；或既往曾有心衰病史者；近期有感染性心内膜炎或活动性风湿热者；或合并慢性肾炎、高血压、肺结核、糖尿病者不能妊娠。若有上述情况已妊娠者需尽快终止妊娠。

✦ 如果有风湿性心脏病，最佳生育年龄是多少？

患风心病的女性若要怀孕，以30岁以下为宜。因为孕妇35岁以上合并风心病者预后差。

✦ 曾经做过心脏手术，还能怀孕吗？

需要根据所患心脏病的种类、手术方式和手术后的心功能状态等因素进行综合评估。不同心脏手术后妊娠指征各有不同，但最基本的条件是心脏功能状况，孕前不能有明显的自觉症状，心功能在Ⅰ～Ⅱ级，具体可咨询产科医生及心内科医生。

曾经做过心脏瓣膜置换手术，还能怀孕吗？

①心脏瓣膜置换术后，可能发生多种远期并发症，且需长期使用抗凝药物预防血栓栓塞，加之妊娠本身处于高凝状态，同时抗凝剂对母婴均有影响，致使妊娠存在很大危险性，为安全起见，不建议怀孕。

②如果坚持怀孕，必须具体情况具体对待，需请产科医生及心脏科医生共同评估、综合分析处理。对于心脏瓣膜置换术后妊娠时机，建议使用生物瓣膜者最好在换瓣术后2年左右；使用机械瓣膜者最好在换瓣术后2~3年。瓣膜材料具体可咨询进行手术操作的医生。

如何根据心功能分级进行自我评估？

Ⅰ级：一般体力活动不受限制。

Ⅱ级：一般体力活动轻度受限制，运动后感心慌、气短、胸闷、乏力，休息时无症状。

Ⅲ级：一般体力活动明显受限制，休息时无症状，轻微日常工作即可感心悸、气促、胸闷，或以往有过心衰，不论现在心功能情况如何（除非已通过手术解除了心衰的病因）均属Ⅲ级。

Ⅳ级：一般体力活动严重受限制，不能进行任何体力活动，休息时有心慌、呼吸困难等心力衰竭症状，在床上不能平卧，生活不能自理，而且常伴有浮肿、营养不良等症状。

什么情况会增加先心病孕妇的危险？

①年龄：年龄越大预后越差；35岁以上先心病孕妇发生心衰风险明显增加，此外高龄孕妇易合并其他内科并发症如高血压、肺心病，这样进一步增加孕妇的危险性。

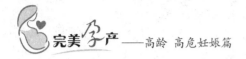

②先心病类型：法洛三联症或法洛四联症，有肺动脉高压时，孕妇危险性大，预后差。

③心功能级别：先心病孕妇心功能Ⅲ～Ⅳ级者，预后差，并发症多，孕妇危险性大。

④出现其他并发症：如合并中、重度妊高症者，预后差，经积极治疗后需尽快终止妊娠。

✦ 什么是慢性肾病？

临床上诊断为肾小球肾炎、隐匿性肾炎、肾盂肾炎、红斑狼疮肾炎、痛风肾、IgA肾病、肾病综合征、膜性肾病、糖尿病肾病、高血压肾病、多囊肾等等，当这些肾病的发病迁延难愈，时间超过3个月，病人尿液和相关的血液指标出现异常，肾脏病理学、影像学发现异常，或肾脏的肾小球有效滤过率低于60%，都可统称为"慢性肾病"。慢性肾病如未能及时有效救治，导致病情恶化进展，则随病程迁延，慢性肾病患者将发展成为慢性肾功能不全、肾衰竭，最终形成尿毒症。

✦ 慢性肾病有什么特点？

慢性肾病发病特点有"三高"、"三低"：发病率高、伴发的心血管病患病率高、病死率高；全社会对慢性肾病的知晓率低、防治率低、伴发心血管病的知晓率低。

✦ 慢性肾病临床特点是什么？

水肿：眼睑水肿，以清晨起床后最为常见；

高血压：多不被发现；

蛋白尿或血尿：大都是镜下血尿，外观上无异常；蛋白尿表现为小便浑浊，会有些较大的泡沫，而且较长时间不会消失。

✦ 患有肾脏疾病可以怀孕吗？

肾脏疾病，可增加高血压的几率，如果肾功能好，不合并高血压，则妊娠结局良好，但妊娠期由于凝血的变化可加重肾脏疾病的病情

✦ 什么情况下肾病女性可以怀孕？

孕前应由肾内科医生对其全身各脏器的功能状况进行评估，血压正常，肾功能正常的女性肾病患者，是可以怀孕的，而且结局良好。

✦ 怀孕对肾脏有什么影响？

怀孕后肾脏略增大，肾血浆流量及肾小球滤过率增加，夜尿量增加，代谢产物尿素氮、肌酐排泄增加，肾小管对糖的再吸收能力不能相应增加，有些孕妇出现生理性糖尿。

输尿管增粗而蠕动减弱，尿流缓慢，右侧输尿管受子宫压迫，导致肾盂积水，孕妇易患急性肾盂肾炎，右侧居多。

✦ 肾病女性怀孕后会加重肾病吗？

由于怀孕加重了肾脏的负担，会加重肾脏的病变，孕妇常觉得精神萎靡、四肢乏力、头晕等，重者可出现慢性肾功能衰竭和尿毒症。

如果是肾炎非活动期，仅表现单纯有少量蛋白尿，不伴血压增高者，妊娠可以不加重肾脏损害。

同时妊娠期由于凝血的变化，可使病情加重，如 IgA 肾病，局灶性肾小球硬化，膜样增生性肾小球肾炎。

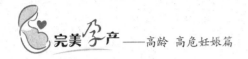
✦ 肾病对胎儿有什么影响？

根据肾炎病变的程度不同，对胎儿的发育有不同的影响。慢性肾炎伴有血压增高、低蛋白血症，可出现胎盘功能减退，发生流产、死胎、死产，胎盘早剥、胎儿生长受限、围产儿死亡率高。严重肾炎孕妇，其胎儿死亡率可达 50%。

✦ 甲状腺肿有几种？

甲状腺肿可分为单纯性甲状腺肿和结节性甲状腺肿两类。

✦ 什么是单纯性甲状腺肿？其相关情况如何？

单纯性甲状腺肿，与饮食中缺碘和在某些情况下（如妊娠期，生长发育期）对碘的需求量增加有关；甲状腺肿大，但甲状腺内没有结节；甲状腺功能正常，不需手术治疗，只需补充甲状腺素制剂治疗即可。一般服药一段时间后肿大的甲状腺会自行消退。

✦ 什么是结节性甲状腺肿？其相关情况如何？

结节性甲状腺肿，可能与内分泌紊乱、高碘饮食、环境因素、遗传因素和放射线接触史等有关。查体可摸到 1cm 以上结节，多质软或韧，表面光滑，边界清楚，可随吞咽上下活动；甲状腺功能正常，B超检查提示一侧或双侧甲状腺可有单个或多个结节，可为囊性、混合性或实质性；呈椭圆形，结节的周边可有声晕，形态或可不规则；边界或可不清楚；血供或可丰富；实质性结节可出现后方伴声影的粗大钙化，但一般不伴有微小钙化。

✦ 什么是甲状腺功能亢进症（甲亢）？

主要由循环中甲状腺激素过多引起，其症状为易激动、烦躁失眠、心悸、乏力、怕热、多汗、消瘦、食欲亢进、大便次数增多或腹泻，女性月经稀少。体检大多数病人有程度不等的甲状腺肿大，为弥漫性，质地中等，无压痛。部分病人有突眼症。甲状腺功能检查血清 TSH < 0.1 mIU/L，FT4 增加，甲状腺摄取功能试验 [131]I 摄取率增高。B 超检查提示甲状腺弥漫性肿大，血供增多；部分病人甲状腺内可发现结节。多见于中青年女性。

✦ 什么是甲状腺功能减退症（甲减）？

甲状腺功能减退症（简称甲减），是由于甲状腺激素合成及分泌减少，或其生理效应不足所致机体代谢降低的一种疾病。按其病因分为原发性甲减，继发性甲减及周围性甲减三类。

✦ 甲状腺功能减退症可以怀孕吗？

甲状腺功能减退症可增加先兆子痫、胎儿生长受限、胎盘早剥、贫血、产后出血、胎死宫内、心功能不全等疾病的风险。如正规治疗，胎儿及新生儿一般无甲状腺功能异常，不影响胎儿甲状腺功能。

✦ 怀孕会加重甲状腺功能减退症的病情吗？

妊娠期血容量增加，造成碘稀释，胎儿碘需求增加，而且碘丢失量增加，均可使母体血清碘水平降低，客观上增加了甲状腺的负担，甲减症状加重。

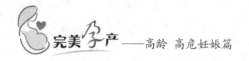

✦ 甲状腺功能亢进症治疗多长时间可以怀孕？

应遵循以下三条原则：

1）既往患甲亢的患者，如在抗甲亢的药物治疗中，应使血清 TSH 达到正常范围，停用 ATD 后或减少 ATD 的剂量，使血清 FT4 处于正常值的上限，最好在停抗甲亢药物半年后怀孕。

2）怀孕前应当停用 MMI（甲巯咪唑），改用 PTU，避免 MMI 可能引起的畸形。

3）甲亢放射碘治疗后的 6 个月内应当避免怀孕。

✦ 患有系统性红斑狼疮可以怀孕吗？

系统性红斑狼疮（SLE，systemic lupus erythematosus）可以损害多个系统和脏器，要根据系统脏器的损害程度来判断是否适合怀孕，当病情严重损害到心血管系统和肾脏时，则不宜选择怀孕。

✦ 系统性红斑狼疮应该选择什么时候怀孕？

系统性红斑狼疮属于自身免疫性结缔组织病，一种多基因的遗传性疾病，并不能治愈，只可以用药治疗缓解，在病情恢复期，药物治疗停止后，可以根据各个脏器受损的程度来判断能否怀孕。而且可以遗传到下一代。

✦ 患系统性红斑狼疮的妇女如何进行孕前准备？

孕前相关咨询，了解潜在产科问题，包括妊娠丢失、早产、妊娠期高血压、子痫前期以及胎儿生长受限。告知孕期 SLE 有恶化的风险以及抗磷脂综合征和新生儿狼疮的可能。良好控制的 SLE 病情，调整药物剂量，处于活动期的 SLE 妇女，不鼓励其妊娠，建议缓解后再妊娠。妊娠前停用细胞毒性和NSAIDs（non-steroidal antiinflammatory drugs）类药物，但不必终止羟氯喹或糖皮质激素的维持治疗。

✦ 患有系统性红斑狼疮孕前需要停药吗？

治疗系统性红斑狼疮需要使用大剂量的糖皮质激素类药物和免疫抑制剂，这些药物对胎儿都有极大的影响，所以在孕前一定要停药半年到一年以上。

✦ 患有类风湿关节炎可以怀孕吗？会遗传给孩子吗？孕前需要停药吗？

类风湿关节炎属于自身免疫性疾病，没有遗传倾向，病变累及关节部位，根据累计部位的病情轻重和关节外损伤的程度来判定是否可以怀孕。而且，抗风湿药对胎儿均有致畸作用，故需停药后半年到一年方可计划怀孕。

✦ 类风湿关节炎患者如何孕前准备？

咨询妊娠期病情恶化和药物暴露的风险；疾病控制情况，调整药物的维持剂量；可能情况下妊娠前停用细胞毒性药物，药物剂量减少到能控制病情的最低剂量，避免应用已知有致畸作用的药物。

✦ 孕前为什么要进行风疹疫苗接种？

风疹病毒可通过胎盘引起宫内感染，导致流产，胎儿发育障碍和先天性风疹综合征，孕妇风疹病毒感染越早，胎儿畸形率越高，畸形程度也越严

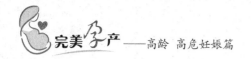

重，故风疹血清 IgG 阴性的妇女，在孕前都应进行风疹疫苗的接种。

✦ 风疹病毒感染后多长时间可以怀孕？

感染风疹病毒后判断能否怀孕，主要通过检测血液中的两个指标的情况来决定：（1）风疹病毒抗体 IgG 阳性、IgM 阴性：说明你以前得过风疹，目前无大碍，可以考虑怀孕。（2）风疹病毒抗体 IgM 阳性、IgG 阴性：说明风疹病毒正在复制，没有免疫力，对胎儿有影响，暂时不适宜怀孕。（3）风疹病毒抗体 IgG 阳性、IgM 阳性说明有再发急性感染，亦不能怀孕。

✦ 孕妇贫血对胎儿有什么影响？

孕妇骨髓和胎儿在竞争摄取孕妇血清铁的过程中，胎儿组织占优势，而铁通过胎盘由孕妇运至胎儿是单向运输，胎儿缺铁程度不会太严重，当孕妇重度贫血时，经胎盘供氧和营养物质不足以满足胎儿生长所需，容易造成胎儿生长受限，胎儿窘迫、早产或死胎。

✦ 贫血患者应当如何补铁？

缺铁性贫血应补充铁剂，同时要去除导致缺铁性贫血的原因，一般包括增加营养和食用含铁丰富的饮食，对胃肠道功能紊乱和消化不良予对症处理。常见的含铁丰富食物，如动物血、肝脏、牛肉、羊肉等动物性食物；黑木耳、红枣、干蘑菇、紫菜等植物性食物。

✦ 什么样的人群需要孕前补充维生素 A？

孕妇对维生素 A 需要量增加，如果维生素 A 缺乏使蛋白质吸收障碍形成氮的负平衡，易引起感染，可使体液和细胞免疫功能下降引发各种疾病、胎儿生长受限、低出生体重儿和早产等。

✦ 缺碘对胎儿有什么影响？

缺碘可导致新生儿智力低下、性发育滞后，运动技能障碍、语言能力下降等；还可以导致生长发育障碍为特征的克汀病等。

✦ 所有的妇女都要孕前补碘吗？

保证摄入加碘食盐，适当增加海产品的摄入，至少每周摄入一次富含碘的海产品，如海带、紫菜、鱼、虾、贝类等。围孕期：150ug/ 天；孕早期：200ug/ 天。

✦ 原来服用避孕药避孕，停药多长时间后可以怀孕？

口服短效避孕药少于 3 个月，停药后就可以怀孕，但如果是长期口服短效避孕药，停药 3~6 个月可以怀孕；服用长效口服避孕药，停药 6 个月后可以怀孕。

✦ 服用紧急避孕药后 2 个半月怀孕，是否对胎儿有影响？

紧急避孕药对胎儿没有直接的不利影响。服用紧急避孕药后妊娠，可由妇女自行决定是否继续妊娠；如决定继续妊娠，大可不必担心紧急避孕药会对胎儿有不利影响。

✦ 取环后多长时间可以怀孕？

取环后，待 2~3 次正常月经后再受孕为宜。宫腔内放置的节育环可使子宫内膜出现无菌性炎症反应，白细胞和巨噬细胞增生，子宫液发生改变，

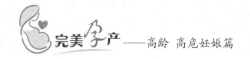
可以破坏胚激肽，使受精困难。避孕环作为异物在子宫内，可干扰受精卵着床，从而达到避孕的目的。另外铜制的避孕环还可以释放铜，不利于受精卵着床，还影响胚囊的发育。含孕激素的避孕环会引起子宫内膜的萎缩。无论放环时间长短，作为异物的避孕环都会或多或少地对子宫内膜组织有一定损害和影响，这对于胚胎或胎儿的生长发育不利，会给新生儿造成缺陷，其后果是很不好的。曾经戴避孕环的女性，在计划怀孕时，要等待一段时间（2~3次正常月经周期）再受孕，以便给予子宫内膜一个恢复时间，利于优生。

口服避孕药或带环怀孕的宝宝可以要吗？

口服避孕药或带环怀孕的宝宝不可以要。避孕药是激素类药物，主要成分是雌激素和孕激素。有证据显示，复方短效口服避孕药停药后妊娠不增加胎儿畸形的几率，不影响子代生长和发育。长效避孕药内含激素成分及剂量与短效避孕药有很大不同，停药6个月后妊娠安全。宫内节育器避孕的原理是由于节育器局部压迫产生炎性反应，炎性细胞有毒害胚胎的作用；同时产生的大量巨噬细胞覆盖子宫内膜，影响受精卵着床，并影响胚胎发育。

女性吸食毒品对怀孕有什么影响？

在妊娠期对可卡因成瘾的妇女，其后代泌尿生殖道畸形的发病率会增加4倍；育龄夫妇应远离毒品，对成瘾的男女，要在毒瘾戒断1年后再怀孕。

女性，在整流器厂工作，对怀孕有影响吗？

女性在整流器厂工作，日常可能接触汞等重金属，建议计划妊娠时暂时离开工作场所或更换工作。

✦ 蔬果上的残留农药对怀孕有什么影响？

蔬菜水果上的残留农药对怀孕的影响主要是会降低精子和卵子的活力；残留农药，如果清洗的不干净，进入人体后会改变身体的内环境，致使遗传基因发生变异，使精子或卵子遭受到不可逆转的损害。因此，最好的选择，是在准备怀孕时购买无污染的瓜果蔬菜。如果条件达不到，那么应将水果去皮再吃，不能去皮的蔬菜和水果最好先放在清水里浸泡一段时间，待水将农药充分溶解，再用清水反复冲洗，然后方适宜食用。

✦ 入住新装修房屋多长时间可以怀孕？

居住新家要开窗通风 6 个月以上或环保专业人员检测环境合格后，夫妇再准备怀孕。

✦ 女性，非意愿怀孕，孕前曾拍过一张胸片，对胎儿有影响吗？

胸片放射剂量较胸透小，照射部位在胸部而不在腹部，照射时间是在孕前而不是胎儿易致畸时期，估计对胎儿影响不大。是否继续妊娠需自己决定，因影响出生缺陷的因素很多，即使没有放射线的问题，可能存在其他原因也会导致产生缺陷，故不能保证其出生的胎儿绝对没有缺陷。如继续妊娠建议做好产前检查。

✦ 计划怀孕的夫妇由于工作需要整天对着电脑，影响精子质量吗？

计划妊娠的夫妇应适度防护，避免或减少接触电器产品，电脑不要放在大腿上、穿防辐射服或裤等也是可取的，有益无害。家电产品也有环保保证，

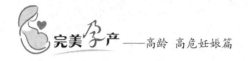

不必过分担心。

✦ 女性纺织工，车间噪声大，对怀孕有影响吗？

计划妊娠的夫妇或已孕妇女应避免长时间接触高分贝的噪声，噪声超过50分贝，可引起内分泌紊乱，影响生殖功能。

✦ 女性，在实验室工作，工作环境会影响怀孕吗？

实验室需经常接触到酚类、氯仿、甲醇、乙酸等有毒物质；这些东西可能会在体内蓄积，很难代谢排净，可以休息半年左右，估计可以排出的就排个差不多了。多吃点含维生素多的食物，这样应该会帮你排出毒素，对你的宝宝有利。

✦ 使用家用洗涤剂对怀孕有影响吗？

普通含磷洗衣粉中所含的三聚磷酸钠具有络合钙、镁离子，软化硬水的功效，在硬水地区使用不会起垢。但是高磷洗衣粉会直接刺激皮肤，产生灼烧疼痛的感觉，如果漂洗不干净，穿在身上，会造成皮肤瘙痒，引起接触性皮炎；

无磷洗衣粉或无磷洗衣液表面活性剂中添加的是烷基苯磺酸钠，通常还含有聚羧酸盐。它具有含磷洗衣粉同样功效，对皮肤刺激较小，毒性也较弱。

洗衣液，肥皂，洗衣粉在孕期都可以使用，最重要的是要漂洗干净，晾晒好，不会残留化学物品就可以了。避免使用味道很重的洗涤剂。

✦ 家里有宠物可以怀孕吗？

弓形虫存在于猫狗的粪便和生肉里，而弓形虫可以引起宫内感染，造成新生儿出生缺陷，尤其是一些高龄产妇，身体素质较差的年轻孕妇，更容易被弓形虫感染，如有宠物接触史，故在孕前一定要进行相关检查。

✦ 为什么男性也要补充叶酸？

叶酸的缺乏可使染色体出现断裂，造成畸形儿，有人认为女性需要补充叶酸，其实男性补充叶酸对胎儿也有好处，另外，锌、维生素 A 等的缺乏容易使精子数量下降，所以男性也要注意合理的营养摄入，多吃蔬菜水果，不饮浓茶咖啡。

✦ 戒酒及戒烟多长时间能够怀孕？

酒精可影响精子及卵子的质量，也可以导致胎儿异常；被动和主动吸烟可使胎儿生长发育迟缓，因此，在准备怀孕前至少 3 个月应该戒酒及戒烟。

✦ 阴道横隔可以怀孕吗？

完全性阴道横隔较少见，多为部分性横隔，在隔中央和侧方有一小孔，且位于阴道上段，不影响正常性生活和正常怀孕。

✦ 阴道纵隔可以怀孕吗？

如阴道纵隔不影响正常性交，不会影响怀孕，如影响性交导致不孕，切除纵隔，则可能提高受孕机会。

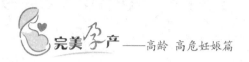
✦ 若宫颈有糜烂样改变影响怀孕吗?

对于宫颈糜烂样改变其实是宫颈柱状上皮异位外翻,需进行子宫颈细胞学检查和(或)人乳头瘤病毒(human papilloma virus, HPV)检测,必要时行阴道镜及活组织检查以除外子宫颈上皮内瘤变或子宫颈癌。故孕前应进一步检查后再怀孕。如除外宫颈上皮内瘤变或宫颈癌,无需治疗。

✦ 子宫颈上皮内瘤变(CIN)可以怀孕吗?

CIN Ⅰ 约60%会自然消退,若细胞学检查为低度鳞状上皮内病变(LSIL)及以下,可仅观察随访。若在随访过程中病变发展或持续存在2年,应进行治疗。CIN Ⅱ 和 CIN Ⅲ 可发展为浸润癌,故所有 CIN Ⅱ 和 CIN Ⅲ 均需要治疗,可行宫颈锥切术。宫颈锥切术后方可怀孕。

✦ 怀孕会加重子宫颈上皮内瘤变(CIN)的病情吗?

妊娠期间,因雌激素增高使柱状上皮外移至宫颈阴道部,转化区的基底细胞出现不典型增生类似原位癌改变,但产后6周可恢复正常。妊娠期免疫力低下,也易患 HPV 感染。大部分患者为 CIN Ⅰ,仅约14%为 CIN Ⅱ 或 CIN Ⅲ,一般认为妊娠期 CIN 可观察,产后复查后处理。

✦ 子宫颈上皮内瘤变(CIN)宫颈锥切术后多长时间可以怀孕?

一般术后半年,复查细胞学检查正常,即可怀孕。

✦ 患有子宫肌瘤可以怀孕吗？

子宫肌瘤是女性生殖器官最多见的良性肿瘤。子宫肌瘤对怀孕的影响主要依据肌瘤的位置、大小来判断。浆膜下肌瘤一般对怀孕影响不大，黏膜下肌瘤如果较大或位置不好会影响胚胎种植，一般建议手术治疗；子宫肌瘤如果较大或压迫子宫内膜，会影响怀孕，也可能造成流产，建议手术治疗后再计划怀孕。

✦ 子宫肌瘤剔除术术后多长时间可以怀孕？

要看剔除肌瘤的数目和肌瘤的大小、部位，如果肌瘤不多，为浆膜下肌瘤，手术后 1 年就可以怀孕，如果瘤体较大，数目多，就需要避孕 2 年以上，在确定想要怀孕之前，必须进行全面检查是否符合条件，妊娠后要定期产检，如有异常腹痛则需尽快就诊，以及时发现子宫破裂及其他并发症。

✦ 患有子宫内膜异位症会导致不孕吗？

卵巢部位的异位病灶即卵巢巧克力囊肿，会影响排卵及黄体形成，反复出血致局部粘连，同时盆腔及输卵管部位的异位病灶会造成盆腔及输卵管的广泛粘连，影响卵子的拾取和运输而导致不孕。

✦ 患有子宫内膜异位症想怀孕怎么办？

药物治疗对改善生育状况帮助不大，腹腔镜手术能提高术后妊娠率，治疗效果取决于病变程度，希望妊娠者，术后应行促排卵治疗，争取尽早治疗，术后 2 年内未妊娠者，再妊娠希望不大，需使用体外受精胚胎移植术（试管婴儿）助孕。

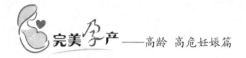

✦ 子宫内膜异位症引起巧克力囊肿想怀孕怎么办？

可以行囊肿剥除术，分离粘连。若较大的巧克力囊肿或手术后又复发的囊肿，一般建议行试管婴儿技术助孕。

✦ 卵巢肿瘤影响怀孕吗？

卵巢肿瘤容易导致不孕，肿瘤较大和双侧囊肿患者由于卵巢发生囊肿，病变部分失去了使卵子发育、成熟及排出的功能，导致不孕。某些含有内分泌功能的卵巢囊肿，可产生某些相应激素，干扰卵巢激素的正常分泌和排卵，出现不孕。

✦ 患有卵巢肿瘤希望怀孕怎么办？

卵巢肿瘤容易导致不孕，若不能自然受孕，可以手术剔除肿瘤，如仍不能自然受孕，则一般建议行试管婴儿技术助孕。

✦ 双子宫可以怀孕吗？

双子宫系因双侧副中肾管完全未融合，各自发育形成两个子宫体和两个宫颈，阴道也完全分开，左右侧子宫各有单一的输卵管和卵巢，可以不影响怀孕，但容易引起流产或早产。

✦ 双角子宫可以怀孕吗？

双角子宫可能有月经量较多伴痛经，但双角子宫是可以怀孕的，但容易引起流产、早产，易发生胎位不正等并发症。

✦ 中隔子宫可以怀孕吗?

中隔子宫系因两侧副中肾管融合不全,在宫腔内形成中隔。分为完全中隔和不全中隔。中隔子宫可以怀孕,但易发生不孕、流产、早产和胎位异常。如果胎盘附着在中隔上,可出现胎盘滞留。

✦ 中隔子宫想怀孕应该怎么办?

有不孕和反复流产的中隔子宫患者,可在腹腔镜监视下通过宫腔镜切除中隔,术后宫腔内放置金属宫内节育器,防止中隔创面形成粘连,数月后取出宫内节育器。

✦ 我已经有了次自然流产了,是什么原因造成的?

早期流产最常见的原因是胚胎或胎儿染色体异常,约占 50%~60%,染色体异常包括数目异常和结构异常,其中数目异常以三体居首,常见的有 13、16、18、21 和 22- 三体,其次为 X 单体,三倍体及四倍体少见,结构异常引起流产并不常见,主要有平衡易位、倒置、缺失和重复及嵌合体等,除遗传因素外,感染、药物等因素也可引起胚胎染色体异常,若发生流产,多为空孕囊或已退化的胚胎,少数至妊娠足月可能娩出畸形儿,或有代谢及功能缺陷。

✦ 自然流产后多久可以要孩子?

一般说半年至一年后再怀孕较好,其一,人体和生殖器官能得到充分的休息、调养和功能的恢复,各方面功能正常,对受孕、母子健康以及优孕、优生、优育大有好处。其二,如果第一次流产是因为孕卵异常或患病所致,

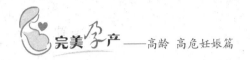
那么再次妊娠相隔越远，再次发生异常情况的机会就越少，且再次怀孕一定要去医院去做检查。如果有多次早孕期自然流产史，建议孕前夫妻双方行染色体检查和孕前全身查体。

✦ 我已经有了次中孕期自然流产了，是什么原因？什么时候能发现？

最常见的原因是宫颈机能不全，宫颈机能不全最常见的原因是宫颈发育不良、宫颈裂伤、宫颈手术后等，宫颈外观及检查正常，妊娠后闭合功能失常，导致晚期流产、早产等，一般依据流产后3~4个月的探宫颈检查确诊。

✦ 我有过了次晚期自然流产，现在又准备要怀孕，需要注意什么？

孕前要进行充分评估，孕后要注意休息，尽量卧床休息，孕12周后要随访，预防性应用黄体酮保胎，治疗生殖道炎症和便秘，如果是宫颈机能不全，还可在孕14~18周行预防性宫颈环扎术，术后卧床、保胎治疗。

✦ 我有一次畸形儿引产史，这次还会这样吗？

建议孕前行染色体检查，必要时行基因病理诊断，除外基因遗传疾病，如均正常，可怀孕，孕期直接行羊水穿刺产前诊断，加强监测。

✦ 梅毒患者可以怀孕吗？

梅毒是一种性病，是由一种叫苍白螺旋体的微生物引起的慢性、系统性传播疾病。妊娠后，螺旋体可通过胎盘传染给胎儿，使胎儿引起晚期流产、早产、死产，还有40％作为先天性梅毒患儿存活下来，一直延续到成年人时期。因此，患梅毒的妇女，首先要治愈后才能妊娠。现代医学上已有准确而有效的检验及治疗方法，只要早期检查，早期治疗，根治梅毒并不是什么难事。若在怀孕期间传染上梅毒则应及时治疗。

✦ 梅毒患者怀孕前需要注意什么吗？

一定要复查，确定梅毒治愈后，再决定要孩子。梅毒的治愈标准有：各种损害消退、症状消失，梅毒血清特异性抗体转为阴性，脑脊液检查阴性。

✦ 梅毒患者病情控制后多长时间可以怀孕？

梅毒容易复发，在治愈后第一年每三个月复查一次，以后每半年复查一次，连续2~3年，检查结果均为阴性，方可计划怀孕。

✦ 梅毒在治疗期间可以怀孕吗？

不可以，梅毒的传染性较强，对胎儿的影响非常大，梅毒病原体可以在胎儿的内脏和组织中大量繁殖，引起流产、早产、死胎等。

✦ 患有淋病可以怀孕吗？

淋病可引起淋病性宫颈管炎，导致感染性流产，晚期因宫颈管炎使胎膜脆性增加，发生胎膜早破，时间长者引起绒毛膜羊膜炎，分娩后若有损伤，易发生淋病播散，引起子宫内膜炎、输卵管炎，严重者可致播散性淋病。对胎儿可引起：早产，胎儿宫内感染，胎儿生长受限，胎儿窘迫甚至死胎、死产，还可引起新生儿淋菌性结膜炎、肺炎、使围产儿死亡率明显增加。所以，建议到医院先将淋病治疗好了再计划要孩子。同时在治疗期间严禁怀孕。

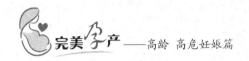

✦ 淋病治愈后多长时间可以怀孕？

淋病需要夫妻同时治疗，在治疗结束后检查，检查结果3次以上转阴才视为治愈。治愈后半年到一年方可计划怀孕。

✦ 患有尖锐湿疣可以怀孕吗？

患有尖锐湿疣的女性不可以怀孕。妊娠期细胞免疫功能降低，甾体激素水平增高，局部血循环丰富，致使尖锐湿疣生长迅速，数目多，体积大，多区域，多形态。巨大尖锐湿疣可阻塞产道。妊娠期尖锐湿疣组织脆弱，阴道分娩容易发生大出血。孕妇患尖锐湿疣有垂直传播的危险，幼儿期有发生喉乳头瘤的可能，其传播途径是通过宫内感染、产道感染，出生后感染尚无定论，一般认为为软产道感染所致。患有尖锐湿疣的女性通过局部治疗或手术治愈后方可怀孕。

✦ 尖锐湿疣治愈后多长时间可以怀孕？

尖锐湿疣6个月不复发为治愈，治愈后建议再观察半年，如果没有复发就可以计划怀孕。

✦ 生殖器疱疹患者可以怀孕吗？

不可以。未治愈的生殖器疱疹患者在怀孕过程中，病毒会传染给胎儿。妊娠期20周前患生殖器疱疹可感染胎儿，流产率高达34%，妊娠20周后患生殖器疱疹可感染胎儿，引起低体重儿、早产，宫内感染罕见，极少发生先天发育异常，但新生儿产道感染占80%以上，可表现为发热、出血倾向、吸吮能力差、黄疸、水疱疹、痉挛、肝大等，新生儿病死率高达70%，幸存者多数遗留中枢神经系统后遗症。因此在治愈前应采取有效的措施避孕。

生殖器疱疹治愈后多长时间可以怀孕？

生殖器疱疹治疗后 3 个月是其复发高峰，随着时间的延长，复发的可能性降低，传染性也降低。生殖器疱疹患者经正规治疗后，如果症状消失，一年后不复发，即可计划怀孕。

结核病患者在治愈后多长时间可以怀孕？

结核病是目前危害健康、影响生育的主要疾病之一。肺结核通过带结核菌的痰液进行飞沫传播，泌尿生殖系统结核也可通过性交方式传播，故最好在 X 线胸片检查结核病灶及痰培养结核杆菌（－），泌尿系结核尿培养结核杆菌（－）后方可婚育。

人们常说的乙肝两对半是什么？乙肝小三阳和乙肝大三阳分别是什么？

乙型肝炎病毒的英文缩写为 HBV（viral hepatitis B）。

乙肝两对半：乙肝表面抗原（HBsAg）、乙肝表面抗体（抗 –HBs）、乙肝 e 抗原（HBeAg）、乙肝 e 抗体（抗 –HBe）、乙肝核心抗体（抗 –HBc）。

乙肝小三阳：HBsAg（＋）、抗 –HBs（－）、HBeAg（－）、抗 –HBe（＋）、抗 –HBc（＋）。

乙肝大三阳：HBsAg（＋）、抗 –HBs（－）、HBeAg（＋）、抗 –HBe（－）、抗 –HBc（＋）。

如果爸爸是乙型肝炎可以怀孕吗？

如果父亲是 HBeAg（＋），可将 HBV-DNA 整合到精子中，使胚胎在受孕时即可感染肝炎，但这种方式很罕见，临床上爸爸传染给孩子的病例也罕见，

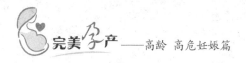
所以可以怀孕。

✦ 乙型肝炎患者什么时候适合怀孕？

乙型肝炎女性在妊娠前应行肝功能、血清 HBV-DNA 检测及肝脏 B 型超声检查。最佳受孕时机是肝功能正常、血清 HBV-DNA 低水平、肝脏 B 型超声无特殊改变。

孕前若有抗病毒指征，药物首选干扰素。因干扰素的治疗疗程相对较短，一般在 48 周内，停药半年后可考虑妊娠。

✦ 病毒性肝炎患者肝功能正常后多长时间可以怀孕？

各型肝炎病毒均可垂直传播给后代，其中以乙型肝炎病毒为主。各型肝炎在急性传染期应暂缓怀孕，一般肝功能正常后 3~6 个月可结婚，婚后暂缓生育 1 年。

✦ 什么是慢性 HBV 感染？慢性 HBV 感染女性可以怀孕吗？

慢性 HBV 感染：是指 HBsAg 阳性持续 6 个月以上。

肝功能始终正常的感染者可正常怀孕；肝功能异常者，如果经治疗后恢复正常，且停药后 6 个月以上复查正常则可怀孕。

✦ 患有精神分裂症可以怀孕吗？病情控制多长时间后可以怀孕？

疾病发作期不应妊娠，需经药物治疗，病情控制稳定后再怀孕，一般在病情控制稳定 2 年以上怀孕较合适，如能停药后再怀孕为最好。孕期应避免诱发因素，若患者来自该病的高发家系，则不应妊娠。

✦ 癫痫可以怀孕吗？

在妊娠前 2 年不发作癫痫可停药，如病情未控制，则妊娠后不停药。最好应用单一药物。但也有一定的致畸率。

✦ 癫痫会遗传给孩子吗？

癫痫在少数情况下，有不定期遗传的影响，对大多数人影响不大，影响大小主要与病因有关，原发性患者亲戚中，患者发病率为 3%~4%，继发患者中为 0~1%，血缘关系越近发病率越高，父母双方均有癫痫或有一子女已发病，则第三代的发病率为 20%，因此，原发病人虽可结婚，但应限制生育，癫痫病人选择配偶时，不要选择患过癫痫病的人或有家族病史的人，血缘关系越远越好。

✦ 癫痫对胎儿有什么影响吗？

癫痫如果控制不好，可增加低氧、低血压。癫痫本身可增加胎儿畸形率。抗癫痫药物可增加胎儿畸形的几率，主要表现为唇裂、先心病、颜面异常。除畸形外，癫痫患者怀孕后，45% 的人发作次数增加，癫痫抽搐发作时胎盘血流减少，导致宫内缺氧，造成子代抽搐性疾病危险增高，如高热惊厥。

孕期

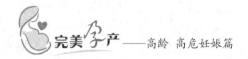
✦ 高龄妊娠孕期可以进行锻炼吗？

在怀孕前和怀孕期间可以进行一些柔和的锻炼，可以增强体力及避免孕期体重增长过多，以不出现疲劳感，无明显下腹不适为宜。对平时很少进行锻炼的孕妇来说，散步、晒太阳、日常活动均可以。

✦ 高龄孕妇孕期有什么特殊检查？

高龄孕妇发生染色体异常的几率高于年轻孕妇，孕期可以进行绒毛穿刺检查或羊水产前诊断。

✦ 孕期可以养宠物吗？

猫和狗的粪便及生的肉类中都可能有弓形虫属的寄生虫，它对胎儿有严重危害，因此不要养猫狗，接触生肉后要洗手。

✦ 孕期为什么要禁烟酒？

烟酒都会影响胎儿生长发育，吸烟会使胎儿缺氧，饮酒过多会严重影响正在发育中的胎儿。

✦ 孕期为什么要预防感冒？

一些病毒会引起胎儿畸形，如风疹病毒、流感病毒等。注意不要到卫生环境差的公共场所去。

✦ 孕期感冒可以吃药吗?

一些病毒会引起胎儿畸形,如风疹病毒、流感病毒等。如孕期患有感冒一定要去医院正规检查,遵医嘱用药。

✦ 孕期做过 X 线检查, 对胎儿有影响吗?

孕妇接受单次胸部 X 线检查胎儿受到照射剂量为 0.02~0.07 毫拉德,高于 5000 毫拉德才会造成胎儿损伤。除钡剂灌肠、小肠连续成像、腹部或腰椎 CT 扫描外,绝大多数造影剂荧光检查只会给胎儿带来很少毫拉德的剂量,基本上做 1~2 次不会对胎儿造成明显的伤害。

✦ 孕期营养不良对孕妇有什么影响?

节食、偏食或有严重的消耗性疾病,如慢性腹泻、结核病、慢性失血如痔疮等,可使孕妇营养不足,可对孕妇产生严重的危害。营养不足性疾病如缺铁性贫血,严重时还可并发贫血性心脏病、缺钙和骨软化病,低蛋白血症,低血糖等;易诱发妊娠并发症如妊娠高血压、早产、胎膜早破、感染等;分娩时易发生子宫收缩乏力、难产、产后出血等;产后易患产褥感染、乳汁不足。

✦ 孕期营养不良对胎儿有什么影响?

胎儿在子宫内的生长发育受到限制,出生时体重低,如果母亲在孕期体重增加太少,则出生的婴儿体重也会较轻。

✦ 孕期营养不良会影响胎儿的智力吗?

胎儿脑细胞加速发育有三个阶段,第一期是胎儿期 5~6 个月,为脑细胞

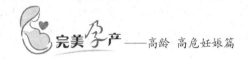

分裂、细胞数增多；第二期为胎儿7~9个月，脑细胞数增加与体积增大同时存在；第三期为出生后0~6个月，以细胞体积的增大为主。大脑第二次发育高峰从生后6个月到生后2岁。蛋白质是脑细胞增加、体积增大的物质基础，碳水化合物可提供脑代谢能量、促进生长发育、是脑细胞代谢的基础。钙、磷是颅骨主要成分，锌是多种酶的催化剂，缺锌可使脑细胞减少，脑功能低下。铬参加脑血管膜、脑膜的组成。维生素A、B_1可促进脑组织的氧化过程，有助于脑的生长发育。此外叶酸、维生素B_{12}、钙等物质均与脑的发育及生理功能调节有关。故营养不良可影响胎儿和婴儿的智力发育。

✦ 孕期热量供给不足对胎儿有什么影响？

蛋白质及热量供给不足，可使胎儿体重低，大脑重量及脑组织蛋白质含量低。

✦ 孕期缺乏无机盐对胎儿有什么影响？

钙、磷中等程度、短时间缺乏对胎儿影响不大；但如长期、严重不足则使胎儿肢体发育异常、骨化异常，镁缺乏可导致唇裂、舌短、小颌畸形或无颌畸形，还可导致多趾、并趾，锌缺乏可造成多种畸形，如染色体异常、脊柱裂、无脑儿、脑、肺畸形等。碘缺乏可导致胎儿甲状腺肿、呆小症，铜缺乏可导致骨骼畸形、先天性心脏病等。

✦ 孕期维生素缺乏对胎儿有什么影响？

维生素A缺乏造成眼、泌尿生殖道、心肺畸形、胚胎停育、流产及胎死宫内。维生素D缺乏可导致胎儿佝偻病、牙釉质发育不良，维生素E缺乏可造成流产、无脑儿、脐疝、足畸形、唇裂，维生素K缺乏可导致胎死宫内或新生儿出血，维生素B_{12}缺乏可致脑积水、眼畸形，叶酸缺乏可导致神经系统、颜面畸形。

✦ 营养过多对孕妇有什么影响？

营养缺乏可影响母婴健康，与优生关系密切，但并不是越多越好，过多摄入营养素，同样是有害的。营养素摄入过多，除了生理需要消耗外，多余的就会转变成脂肪，堆积在体内，久而久之成肥胖者。肥胖与高血压、心血管病、糖尿病关系密切，还会发生高血脂、高胆固醇血症、容易发生脑血管意外、动脉粥样硬化等。进食太多，特别是碳水化合物、脂肪过多，血葡萄糖、血脂含量过高，对胰腺压力过大，使胰腺超负荷，尤其是在有糖尿病家族史的人发生糖尿病的机会就多，孕妇容易产生妊娠期糖尿病，无机盐如钙摄入过多容易造成肾结石。钠摄入过多容易造成高血钠，好发高血压。碘摄入过多可致高碘性甲状腺肿，甲状腺功能亢进。

✦ 营养过多可以自然分娩吗？

会增加难产率、手术产率和产后出血率。营养过剩容易引起胎儿过大，孕妇骨盆内脂肪厚，使产道相对狭窄，这些均可造成难产。

✦ 营养过多会影响胎儿的健康吗？

母亲过多的营养素使胎儿生长发育加速，成为大于正常胎龄儿，如出生体重大于4000g，为巨大儿，造成难产，出生过程中容易发生产伤，如常见的锁骨骨折、臂丛神经损伤等。巨大儿出生后容易有低血糖、低血钙等并发症，也是成年后患肥胖、糖代谢异常、高血压等代谢性疾病的潜在因素，某些氨基酸摄入过多可造成营养不平衡，可致胎儿生长受限、畸形、智力障碍。

✦ 血糖高对孕妇有什么影响？

如孕前、早孕期血糖控制不好，妊娠后可增加胚胎畸形如神经管缺陷、

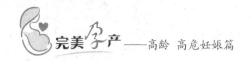

心血管畸形，糖尿病合并视网膜病变、肾脏、心脏损害可增加妊娠并发症，如先兆子痫、胎儿宫内生长受限，医源性早产等。

✦ 妊娠合并糖尿病孕期多长时间检查一次？

自孕 32 周起，每周查一次胎心监护，孕 36 周后每周两次胎心监护，每 4~6 周行 B 超检查一次，了解胎儿发育、羊水指数，体重，必要时做胎儿脐动脉血流测定评估是否有胎儿缺氧。

✦ 为什么糖尿病孕妇会出现低血糖症状？

妊娠早期空腹血糖较低，使用胰岛素的孕妇如果未及时调整胰岛素用量，部分患者可出现低血糖症状。

随着妊娠进展，拮抗胰岛素样物质增加，胰岛素用量需要不断增加；

分娩过程中体力消耗过大，进食量减少，如果不减少胰岛素用量，容易发生低血糖。

产后胎盘排出体外，胎盘分泌的抗胰岛素物质迅速消失，不减少胰岛素用量，可能也会发生低血糖。

妊娠期糖代谢复杂，应用胰岛素治疗的孕妇，若不及时调整胰岛素用量，部分患者可出现血糖过高或过低，严重者可导致低血糖昏迷及酮症酸中毒。

✦ 糖尿病对孕妇的影响大吗？

糖尿病对孕妇的影响取决于糖尿病病情及血糖控制水平，病情越重或血糖控制不良，对其影响越大，且近、远期并发症高。

✦ 糖尿病孕妇的胎儿为什么畸形率及流产率高？

未控制或未发现的孕前糖尿病，或即使达不到孕前糖尿病的标准，如果孕早期高血糖，会导致胚胎发育异常，甚至死亡，流产率高达 15%~30%；孕早期反复酮体阳性易致胎儿畸形。严重畸形发生率为正常妊娠的 7~10 倍，以心血管畸形和神经系统畸形最常见，所以应加强相应的筛查。

✦ 糖尿病会引起孕妇什么类型的感染？

血糖控制不佳者易发生感染，如外阴阴道假丝酵母菌病，肾盂肾炎，无症状菌尿，产褥感染及乳腺炎等。

✦ 为什么糖尿病孕妇易发生羊水过多？

糖尿病孕妇羊水过多发生率是非糖尿病孕妇的 10 倍，血糖越高，羊水越多，血糖得到控制，羊水量逐渐恢复正常；原因可能与胎儿高血糖、胎儿高渗性利尿导致胎尿排出过多有关。

✦ 为什么糖尿病孕妇易出生巨大儿，有什么影响？

糖尿病孕妇血糖过高，则刺激机体产生过多的胰岛素，胎儿长期处于高胰岛素血症的环境中，促进蛋白质、脂肪合成，抑制脂肪分解，导致躯体过度发育。故巨大儿发生率高，增加难产，产道损伤及手术产几率高，产程延长，易发生产后出血。

✦ 糖尿病孕妇的胎儿为什么会出现胎儿生长受限？

糖尿病孕妇的胎儿生长受限发生率为 21%，主要是妊娠早期高血糖可抑制胚胎发育，导致妊娠早期胚胎发育落后，糖尿病合并微血管病变者，

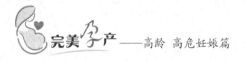

胎盘血管异常，影响胎儿发育。

✦ 为什么糖尿病孕妇易出现高血压？

高血压疾病是非糖尿病孕妇的 2~4 倍，糖尿病合并肾病时，高血压发生率高达 50% 以上。其原因可能与存在严重的胰岛素抵抗及高胰岛素血症有关，糖尿病导致微血管病变，使小血管内皮细胞增厚及管腔变窄，组织供血不足。

✦ 为什么糖尿病病人易发生酮体阳性或酮症酸中毒，有什么危害？

由于妊娠期糖尿病未得到及时的诊断及治疗，导致高血糖；随孕周增加胰岛素用量未及时调整；使用肾上腺皮质激素和 β - 肾上腺素能受体兴奋剂影响孕妇糖代谢；合并感染时胰岛素未及时调整用量，导致代谢紊乱，脂肪分解加速、血清酮体阳性，进一步发展引起酮症酸中毒。其次，血糖控制过度，导致低血糖，机体调整脂肪代谢供能，导致酮体阳性，妊娠早期发生可致胎儿畸形，妊娠晚期可致胎儿窘迫甚至胎死宫内。

✦ 什么人容易患妊娠期糖尿病？

肥胖，尤其是重度肥胖；一级亲属患 2 型糖尿病；GDM 史或巨大儿分娩史；多囊卵巢综合征；妊娠早期空腹尿糖反复阳性等。

✦ 我是一名肥胖的孕妇，有糖尿病家族史，首次 OGTT 正常，现孕 32 周，发现胎儿偏大，羊水多，有可能是糖尿病吗？怎么办？

是糖尿病的几率很大，可以再次行 OGTT 判断有无糖尿病。

✦ 我现在孕 29 周，前期未定期产检，错过了糖尿病的筛查时间怎么办？

建议首次就诊时或就诊后尽快行 OGTT 检查或空腹血糖检查。

✦ 妊娠期糖尿病孕妇可以在家自我监测血糖吗？如何自我检测呢？

可以，但所使用的血糖仪应进行校正。

血糖控制不佳或不稳定者以及 PGDM，应每日测 7 次，也就是血糖大轮廓。

主要是三餐前 30 分钟，三餐后 2 小时及零点血糖，待血糖稳定后，应每周测一次大轮廓。

血糖稳定，不需胰岛素治疗者，可以行血糖小轮廓试验，共 4 次，分别为：空腹血糖及三餐后 2 小时血糖，共 4 次。可以每周测一次。

✦ 我是 GDM 孕妇，那么血糖控制的目标是多少合适？

GDM 者，孕期血糖应控制在餐前及餐后 2 小时血糖值分别为 ≤ 5.3,6.7mmol/L；夜间血糖不低于 3.3mmol/L；妊娠期糖化血红蛋白 < 5.5%。

✦ 我是 PGDM 孕妇，血糖控制的目标是多少合适？

妊娠期早期血糖控制不能过于严格，易发生低血糖；餐前、夜间血糖及 FPG 宜控制在 3.3~5.6mmol/L；

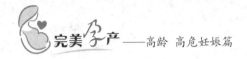

餐后峰值血糖 5.6~7.1mmol/L；

糖化血红蛋白＜6.0%。

✦ 血糖高到何种程度需要加胰岛素？

经饮食及运动管理，妊娠期血糖达不到下述标准时应及时加用胰岛素。

GDM：餐前及餐后 2h 血糖值≥ 5.3，6.7mmol/L；

PGDM：餐前、夜间血糖及 FPG ≥ 5.6mmol/L；

或减少饮食后出现饥饿性酮体阳性，增加热量摄入后血糖又超过妊娠期标准者，均应及时加用胰岛素治疗。

✦ 我是一名普通孕妇，反复尿糖阳性，可能是糖尿病吗？

尿糖阳性不能真正反映孕妇的血糖水平，不建议将尿糖作为妊娠期糖尿病的常规检测手段。

✦ 糖尿病孕妇胎儿 B 超检查应注意什么？孕晚期多长时间行一次 B 超检查为合适？

妊娠早期血糖得到控制的孕妇，在中期妊娠应用超声检查时，应注意胎儿中枢神经系统和心脏的发育，有条件者最好行胎儿超声心动图检查。孕晚期应每 4~6 周行一次胎儿超声检查。

✦ 糖尿病孕妇何时开始行胎心监护合适？

血糖控制不佳者，或使用胰岛素治疗者，孕 32 周开始每周一次行胎心监护；孕 36 周后每周 2 次胎心监护。

血糖控制满意者，可以孕 34 周起每周行胎心监护一次。

✦ 糖尿病孕妇产检间隔多长时间合适？都检查什么？

孕前糖尿病，在孕 10 周前每周均要产检，监测血糖，调整胰岛素用量；妊娠中期，每 2 周检查一次；妊娠 20 周后由于胰岛素需要量大，应及时调整剂量；每 1~2 个月测定肾功能、糖化血红蛋白，及眼底检查。

孕 32 周每周产检一次，监测孕妇的血压、水肿、尿蛋白、生化，同时注意监测胎儿生长发育、成熟度、羊水、胎儿状况及胎盘功能。

如血糖控制不佳，或出现并发症如尿蛋白阳性，胎儿生长受限应及时收住院监测评估。

✦ 妊娠期糖尿病孕期监测血糖有什么作用吗？

监测血糖可以帮助我们：①吃得明白：了解饮食规律，了解哪些食物会引起较大的血糖波动。②让运动持之以恒：运动前后测血糖，能直观地看到运动带来的血糖变化，让运动更容易坚持。③随时监测，防患未然：在生活中感到不适时，马上监测血糖，以便及时发现血糖的变化。④定期检测糖化血红蛋白，有助于控制血糖。

✦ 妊娠期糖尿病孕期自己在家监测血糖时需要固定时间吗？

根据病情需要选择监测时间点。

①对于新诊断的糖尿病孕妇；血糖控制不良或不稳定者以及妊娠期应用胰岛素治疗者，应每日监测血糖 7 次，包括三餐前 30 分钟、三餐后 2 小时和夜间血糖；待血糖稳定后，减少监测次数及频率。

②血糖控制稳定者，每周应至少行血糖轮廓试验 1 次，根据血糖监测结

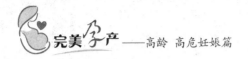

果及时调整胰岛素用量。

③不需要胰岛素治疗的 GDM 孕妇：建议每周至少监测 1 次全天血糖，包括末梢空腹血糖（FBG）及三餐后 2 小时末梢血糖共 4 次。

✦ 妊娠期糖尿病孕期可以只测餐前血糖，不测餐后血糖吗？

不可以。与空腹血糖相比，餐后血糖越高，给机体带来的危害越大，如：心血管病变、视网膜病变、肾脏病变等。因此，要想控制好血糖，既要监测餐前血糖，更要监测餐后血糖。

✦ 孕期总是抽血查糖化血红蛋白有必要吗？

空腹血糖和餐后血糖是反映某一具体时间的血糖值，容易受到进食和糖代谢等相关因素的影响；而糖化血红蛋白反映近 2~3 个月的整体血糖水平，不受抽血时间、是否空腹等因素干扰。推荐使用胰岛素治疗的孕妇，每 2 个月复查一次糖化血红蛋白。

✦ 妊娠期糖尿病孕期为什么要控制饮食呢？

科学饮食能帮助您减轻胰岛负担，纠正代谢紊乱，控制体重在合理范围和帮助血糖达标。所以在日常生活中需要制定每日总热量，定时定量进餐，低脂低盐，少食多餐。

✦ 糖尿病孕妇每天总热量多少合适？

应根据孕妇身高、孕前体重、孕周及是否单双胎和妊娠期的体重增长速度而定。妊娠早期每天不低于 1500kcal，孕晚期每天不低于 1800kcal。一般中晚期妊娠每天增加 200kcal，而双胎妊娠在单胎妊娠的基础上增加 200kcal。

✦ 糖尿病孕妇每天饮食中蛋白质、脂肪及碳水化合物的配比多少合适？

蛋白质推荐占总能量的 15%~20% 为宜；

脂肪推荐摄入量占总能量的 25%~30% 为宜。

碳水化合物每天不低于 150g，占摄入总能量的 50%~60%；

另外膳食纤维推荐摄入量为 25~30g 为宜。

✦ 糖尿病孕妇的餐次及每餐的量如何安排为合理？

分餐：少量多餐，即三餐主食，主食后 2 小时加餐，每天的食物总量分到 5~6 餐内进行；

定时定量进餐对血糖控制非常重要。

三餐的能量份额：

早餐（10%~15%）、中餐（30%）、晚餐（30%）；

加餐（5%~10%），有助于防止餐前过度饥饿。

✦ 什么是一个食物交换份？

能产生 90 千卡（kcal）热量的食物重量叫做一个交换份，食物交换份将食物分为谷薯类、蔬菜/水果类、瘦肉/鱼/蛋类、豆乳类、油脂类五大类。同类食物可以按"份"交换。

✦ 怎样计算身体质量指数？

身体质量指数，简称体质指数，又称体重指数，（英文为 Body Mass Index，BMI），是用体重公斤数除以身高米数平方得出的数字，是目前国际上

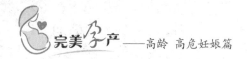
常用的衡量人体胖瘦程度以及是否健康的一个标准。当我们需要比较及分析一个人的体重对于不同高度的人所带来的健康影响时，BMI 值是一个中立而可靠的指标。

✦ 怎么知道自己的孕前体重是正常还是超重或肥胖？

体重指数：< 18.5 属于偏瘦；

体重指数：18.5~24.9，属于正常体重；

体重指数：25.0~28，属于超重；

体重指数：> 28，属于肥胖。

✦ 孕期体重增长标准是什么？

最新指南基于孕前体重指数推荐的

孕妇每日能量摄入量及妊娠期体重增长标准

妊娠前体重指数 kg/m^2	能量系数 （kcal/kg）	平均能量 a (kcal/d)	妊娠期体重增长值 （kg）	妊娠中晚期体重增长值 [均数（范围）、kg/ 周]
<18.5	35~40	2000~2300	12.5~18	0.51（0.44~0.58）
18.5~24.9	30~35	1800~2100	11.5~16	0.42（0.35~0.50）
25.0~30	25~30	1500~1800	7.0~11.5	0.28（0.23~0.33）
> 30			5~9	0.22

注：a、平均能量 (kcal/d)= 能量系数 (kcal/kg)× 理想体重（kg）（1kcal=4184kJ）；对于我国常见身高的孕妇(150~175cm)，可以参考：理想体重 (kg)=[身高 (cm)-105]。身材过矮或过高孕妇需要根据患者的状况调整膳食能量推荐。妊娠中、晚期在上述基础上平均依次再增加约 200kcal/d；妊娠早期平均体重增加：0.5~2.0kg；多胎妊娠者，应在单胎基础上每日适当增加 200kcal 能量摄入。

✦ 一个孕 32 周的妊娠期糖尿病孕妇，如果孕前体重是 60kg，身高 162cm，那么如何计算其每天总热量及餐次？营养成分如何安排？

计算孕前体重指数：$60/1.62^2=22.86$ 属于正常范围

计算其平均能量 ＝（162－105）×30=1710kcal

孕晚期增加 200kcal，计算其每天的总能量大约为 1900kcal

1900÷90=21 个食物交换份，分到六餐内进行，按三餐的份额及营养素搭配比例：

早餐：谷类 2 份 + 鱼禽肉蛋 1 份 + 豆奶制品 1 份　　共 4 份

早间餐：谷类 1 份 + 水果 1 份　　共 2 份

午餐：谷类 3 份 + 蔬菜 0.5 份 + 鱼禽肉蛋 1.5 份 + 果油类 1 份　　共 6 份

午间餐：谷类 0.5 份 + 豆奶制品 1 份　　共 1.5 份

晚餐：谷类 3 份 + 蔬菜 0.5 份 + 鱼禽肉蛋 1 份 + 大豆类 1 份 + 果油类 1 份　　共 6.5 份

晚间餐：谷类 1 份　　共 1 份

✦ 妊娠期糖尿病孕期血糖总是高，每次少吃一点可以吗？

不可以。孕妇为了控制血糖在正常范围，每次进食只吃一点，使身体处于饥饿状态，血糖过低，会导致严重的并发症：糖尿病酮症酸中毒，甚至是胎死宫内。

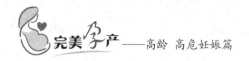
✦ 妊娠期糖尿病如果不吃主食，血糖就不会升高吗？

不对。有些孕妇以为少吃主食，多进食水果或多吃脂肪及蛋白质类的食物，就不会升高血糖，其实是个误区，水果内含大量的糖，它会在较短的时间内升高血糖，脂肪和蛋白质最终也会变成糖原储备起来，它们的生糖指数更高，所以血糖会更高，应该是各种营养素按比例配比，做到营养均衡更健康。

✦ 妊娠期糖尿病初期控制饮食时总感觉没吃饱怎么办？

刚开始进行饮食控制时会很不习惯饮食搭配，总会感觉吃不饱，一是因为孕妇容易产生饥饿感，另一个原因是控制饮食前进食量太多，所以食量减少后，总感觉吃不饱，只要没有低血糖症状，都是可以耐受的。可以餐前饮一杯白开水，用餐时先吃光蔬菜，然后再开始吃主食和鱼肉类，用餐过程持续20分钟，细嚼慢咽，餐中根据需要可增加饮水量，餐后尽快将注意力转移到别处，如散步、聊天等，但如果出现心慌、胸闷、大汗，乏力等低血糖症状时，应该及时补充糖果或巧克力，并监测血糖。

✦ 妊娠期糖尿病控制饮食时如何选择加餐？

推荐食物：适量水果（苹果，桃子，香蕉，橙子，猕猴桃等水果），燕麦片、豆浆、鸡蛋、全麦面包、无糖酸奶、牛奶等。不推荐食物：薯片、点心、瓜子、花生等。

✦ 妊娠期糖尿病控制饮食时可以喝饮料吗？

不推荐喝含糖饮料，如汽水、果汁等。推荐：温开水每日6~8杯，约

1200~1500ml。

✦ 饮食控制可以吃水果吗？

饮食控制可以吃水果。孕妇每天应摄入 200g 的水果，以满足胎儿生长发育的需要。

可适量食用的水果有：梨，柠檬，李子，苹果，草莓，西瓜，猕猴桃等；

谨慎食用的水果有：香蕉，山楂，鲜枣，荔枝，芒果，甜瓜，橘子，桃，杏等；

不宜食用的水果有：红枣，干枣，蜜枣，柿饼，桂圆，杏干，葡萄干等。

✦ 糖尿病孕妇如何通过合理的运动降低血糖？

运动疗法可降低妊娠期基础胰岛素抵抗，是 GDM 的综合治疗措施之一，每餐 30 分钟后进行中等强度的运动对母儿无不良影响。

运动的方法：选择一种低至中等强度的有氧运动（又称耐力运动），主要指由机体大肌肉群参加的持续性运动；比如步行。

运动的时间：可自 10 分钟开始，逐步延长至 30 分钟，其中可穿插必要的间歇，最好不要超过 40 分钟。

运动的频率：适宜的频率为 3~4 次 / 周。

✦ 运动疗法需要注意什么？

运动前行心电图检查以排除心脏疾患，并需确认是否存在大血管和微血管的并发症。

运动疗法的禁忌证：Ⅰ型糖尿病合并妊娠、心脏病、视网膜病变、多胎妊娠、宫颈机能不全、先兆早产或流产、胎儿生长受限、前置胎盘、妊娠期

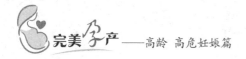

高血压疾病等。

防止低血糖反应和延迟性低血糖：进食 30 分钟后再运动，每次运动时间控制在 30~40 分钟，运动后休息 30 分钟。血糖水平 < 3.3mmol/L 或 > 13.9mmol/L 者停止运动。运动时应随身携带饼干或糖果，有低血糖征兆时可及时食用。

妊娠期糖尿病运动期间出现什么情况应及时就医？

腹痛、阴道流血或流水、憋气、头晕眼花、严重头痛、胸痛、肌无力等；避免清晨空腹未注射胰岛素之前进行运动。

如何判断血糖控制是满意的？

理想的饮食控制标准，既能满足孕妇及胎儿的能量需要，又能严格限制碳水化合物的摄入，维持血糖在正常范围，而且不引起饥饿性酮症产生。

目前孕妇使用的胰岛素有几种，治疗效果如何？

（1）超短效人胰岛素类似物：门冬胰岛素，主要是降低餐后血糖。

特点：①起效迅速，起效时间 10~20 分钟，药效维持时间短。

②具有最强或最佳的降低餐后血糖的作用，不易发生低血糖，用于控制餐后血糖水平，所以使用该药后应立即进餐，防止低血糖发生。

（2）短效胰岛素：有普通胰岛素和生物合成人胰岛素，主要是降低餐后血糖。

①起效快，剂量易于调整，可皮下、肌内和静脉注射使用。

②静脉注射后能使血糖迅速下降，半衰期 5~6 分钟，故可用于抢救酮症酸中毒。

（3）中效胰岛素：含有鱼精蛋白、短效胰岛素和锌离子的混悬液，用于控制餐前高血糖。

途径：只能皮下注射而不能静脉使用。

注射后必须在组织中蛋白酶的分解作用下，将胰岛素与鱼精蛋白分离，释放出胰岛素再发挥生物学效应。

其特点是起效慢，维持时间长，其降低血糖的强度弱于短效胰岛素。

（4）长效胰岛素类似物：地特胰岛素，可用于控制夜间血糖和餐前血糖。

✦ 妊娠期常用的胰岛素制剂及其作用特点（附表）是什么？

胰岛素制剂	起效时间	作用达峰值时间	有效作用时间	最长持续时间
超短效胰岛素	10~20min	30~90min	3~4h	3~5h
短效胰岛素	30~60min	2~3h	3~6h	7~8h
中效胰岛素	2~4h	6~10h	10~16h	14~18h
长效胰岛素		无明显血药峰值	作用稳定而持久	最长可达24h

✦ 如何制定合理的胰岛素治疗方案？

经过2~3次的血糖大轮廓测定后，应根据血糖监测结果，选择个体化的胰岛素治疗方案。

空腹血糖高，选择中效胰岛素睡前皮下注射；

空腹血糖和晚餐前血糖均高，选择睡前及早餐前中效胰岛素联合或者睡前注射长效胰岛素；

餐后血糖高，选择餐前超短效或短效胰岛素，进餐时或餐前30分钟注射；

胰岛素联合治疗：中效胰岛素和超短效或短效胰岛素联合，是目前应用最普遍的一种方法，即三餐前注射短效胰岛素，睡前注射中效胰岛素。

由于妊娠期餐后血糖升高显著，一般不推荐常规应用预混胰岛素。

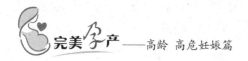
✦ 什么是 Somogyi 现象？

是指糖尿病患者低血糖后出现反应性高血糖。

机理：由于夜间低血糖的发生，机体的负反馈机制使得胰高血糖素、肾上腺素等分泌增加，会促进糖原的分解和糖异生，此时糖尿病患者多不能像正常人一样相应增加胰岛素分泌来拮抗这些升血糖激素的作用，结果血糖升高。

危害性：在于这种作用需要几个小时才能出现，而低血糖发生在午夜，患者正处于睡眠状态，低血糖症状隐匿，不易发现，常被误认为夜间胰岛素用量不足而加大胰岛素用量，反而致使午夜血糖更低，清晨血糖更高，危害甚大。

处理：减少胰岛素用量。

✦ 什么是黎明现象？

是指糖尿病患者夜间无低血糖发生，而清晨血糖明显升高或胰岛素需要量显著增加。一般认为清晨血糖比夜间升高 5.1~11.2mmol/L，甚至更高，或全夜血糖稳定，但 3:00~9:00 出现明显升高或清晨胰岛素注入量比夜间增加 50% 以上即可诊断。有报道认为正常人中也存在黎明现象。其处理措施：仔细调整胰岛素的剂量和使用时间；较好的方法：增加睡前中、长效胰岛素剂量或将晚间胰岛素的治疗剂量分开使用，把中或长效胰岛素放在睡前注射，或将早餐前的胰岛素治疗提前在清晨 6:00 注射，以缩短高血糖持续的时间。

✦ 妊娠期胰岛素的应用注意事项有哪些？

①胰岛素治疗期间清晨或空腹高血糖的处理：夜间胰岛素作用不足、黎明现象和 Somogyi 现象（索玛吉效应）均可导致高血糖的发生。

处理：前 2 种情况必须在睡前增加中效胰岛素用量，而出现 Somogyi 现象时应减少睡前中效胰岛素的用量。

②妊娠过程中机体对胰岛素需求的变化：妊娠中、晚期对胰岛素需要量有不同程度的增加；妊娠 32~36 周胰岛素需要量达高峰，妊娠 36 周后稍下降。

处理：应根据个体血糖监测结果，不断调整胰岛素用量。

✦ 妊娠期糖尿病患者使用胰岛素治疗，该如何储存胰岛素？

未开封的胰岛素，在 2℃~8℃的冰箱冷藏室里储存。开封的胰岛素可在不超过 30℃的室温下保存。开封胰岛素不应该冷冻，不应该将胰岛素暴露在阳光直射的地方，比如窗台上，不应该将胰岛素放在热的地方，比如散热器上，不应该使用有硬块或变色的胰岛素，不应该使用已过期的胰岛素。

✦ 妊娠期糖尿病注射胰岛素会很疼吗？

不会的，关键需要选对针头，针头不可重复使用。胰岛素注射装置的专用针头比普通注射器的针头更小、更细，注射时更容易刺入皮下，所以不会感到很疼，一般可以选择 6 号针头。

✦ 妊娠期糖尿病使用胰岛素控制血糖，胰岛素可以口服吗？

不可以。胰岛素是一种蛋白质，补充外源性的胰岛素如果口服会被胃酸破坏，无法发挥降糖作用。

✦ 妊娠期糖尿病患者使用胰岛素治疗，该如何选择注射部位呢？

人体适合皮下注射胰岛素的部位有腹部、大腿前侧及外侧、臀部外上侧

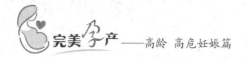
及上臂外侧。皮下注射胰岛素时，应将针头在身体里保留6~10秒钟，保证其完全注射进入皮下。

✦ 妊娠期糖尿病患者注射胰岛素时为什么要更换注射部位？

注射部位的轮换，能避免在同一部位重复注射引起注射部位创伤，产生硬结，影响胰岛素的吸收，在任何部位注射胰岛素时，都应与上次注射点距离在1厘米以上。

✦ 妊娠期糖尿病用胰岛素治疗会上瘾吗？

不会。胰岛素是人体胰腺自身分泌的一种蛋白质，用来维持人体正常的血糖水平，也是体内唯一一种可以直接降低血糖的物质。每个人都离不开胰岛素，如果没有胰岛素机体就不能完成新陈代谢，生命就无法维系。糖尿病发展到一定程度，患者自身分泌的胰岛素不足以把血糖控制在正常范围，造成高血糖毒性，这时候补充注射胰岛素进行治疗，帮助身体平衡体内的血糖，改善病情并预防并发症的发生发展。就像饿了需要吃饭，渴了需要喝水一样。

✦ 妊娠期糖尿病胰岛素用完了可以自己去药店买吗？

不可以。胰岛素是处方药，由医生根据您的病情和治疗方案选择不同剂型，自行到药店购买会产生不可预见的安全隐患，所以一定要遵医嘱通过正规渠道购买胰岛素。

✦ 妊娠期糖尿病血糖控制病情平稳了，就可以停用胰岛素了吗？

不可以，即使病情平稳了，也不能擅自停药。经过胰岛素治疗血糖稳定后，是否停用或调整胰岛素，应在保证血糖长期达标的前提下，在良好饮食、运动配合的基础上，由医生根据您的情况进行调整，切忌擅自停药。

✦ 妊娠期糖尿病使用混悬型胰岛素（如中效胰岛素或预混胰岛素）时需要注意什么吗？

使用混悬型胰岛素（如中效胰岛素或预混胰岛素）时应充分混匀，直到药液呈均匀白色雾状为止，如果摇匀后药液不呈均匀雾状，或出现块状物，或有霜冻状的白色颗粒黏在瓶底或瓶壁上，则不能使用。现在一般不推荐使用预混胰岛素，因其很难达到同时控制餐前及餐后血糖的目的。

✦ 使用胰岛素笔完成注射后必须卸掉针头吗？

是的。每次注射完毕一定要记得卸下针头，盖上笔帽，如果不卸下针头，即使盖上笔帽，也会在笔芯和外界间建立起开放通道，可导致细菌通过针管进入笔芯，增加药液污染机会，使药物失效，甚至引起感染。为避免感染，如果经济条件许可，可以每次注射都更换新的针头，如果达不到要求，至少每天应更换一次针头。

✦ 妊娠期糖尿病使用胰岛素治疗是说明病情很重了吗？

不是这样的。使用胰岛素只能说明饮食及运动控制血糖不满意，需要使

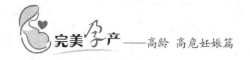

用胰岛素来控制，糖尿病病情的轻重与血糖高低，病程长短，有无其他系统的并发症均有关，不能单纯依据使用胰岛素就判断是病情很重。

✦ 妊娠期糖尿病使用胰岛素治疗有发生低血糖的风险吗？

初始使用胰岛素时胰岛素剂量一般都很低，低血糖风险会很小。另外配合血糖监测、定时定量进餐、合理运动等方法，可以很好地避免发生低血糖，如果使用了胰岛素，而饮食又不规律，或擅自减少进食量，或擅自增加运动量，可能会引起低血糖。

✦ 妊娠合并糖尿病尿中为什么会出现酮体？

糖尿病本身就是由于内分泌代谢紊乱导致的疾病，机体对葡萄糖的利用不好，就会分解、消耗脂肪和蛋白质，当机体代谢紊乱发展至脂肪分解加速、血清中酮体水平超过正常时，就会出现酮体。血糖过高、过低均可出现尿酮体。

✦ 妊娠期糖尿病尿中出现酮体对母体有什么影响？对胎儿有什么影响？

当孕妇体内酮体积聚，超过机体的处理能力时，便会发生代谢性酸中毒，也称为酮症酸中毒。表现为食欲减退、恶心、呕吐、头痛、嗜睡、烦躁，严重者可出现血压下降，意识模糊或昏迷，甚至死亡。

尿酮体阳性，发生在孕早期有胎儿致畸作用，发生在孕中晚期易导致胎儿窘迫及胎死宫内。

✦ 妊娠合并糖尿病发生尿酮体时该怎么办？

有两种情况可以导致尿酮体阳性：高血糖和低血糖，应根据不同血糖水平选择相应的方法治疗。出现尿酮体阳性时，应首先监测血糖，如果是高血糖导致的尿酮体阳性，应该进行胰岛素静脉点滴治疗；如果是由于低血糖导致的尿酮体阳性，则应该进食好消化、易吸收的食物，迅速补充血糖，从而可以使尿酮体转为阴性，如果食欲不佳，则应该静脉点滴输入葡萄糖液补充血糖。

✦ 妊娠合并糖尿病孕期发生低血糖，应该怎么办？

①立即吃15克糖（2~5个葡萄糖片，或150ml果汁水，或一大勺蜂蜜）；

②等15分钟，复测血糖；

③如血糖仍低于3.9mmol/L，请重复第一步，并立即到医院寻求治疗。

✦ 妊娠期糖尿病皮肤发痒怎么办？

皮肤瘙痒时不可用力挠，洗澡时用温水，选用中性香皂，不要选择含有酒精和染料的洗液和乳膏，选择化妆品需谨慎，防止使用后造成毛孔堵塞，引起感染。同时还需由医生检查判断是否合并妊娠期肝内胆汁淤积症，它是妊娠期一种严重的并发症。

✦ 妊娠期糖尿病需要特殊口腔护理吗？

不需要做特殊的口腔护理，但需要早晚刷牙，饭后漱口，刷牙时间不少于3分钟，选择毛质柔软的牙刷，勤更换，勤漱口，防止细菌增长，避免使用刺激性漱口水。

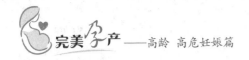

✦ 妊娠期糖尿病为什么要进行眼底检查?

糖尿病可导致广泛的血管病变,使小血管内皮细胞增厚及管腔狭窄,组织供血不足,如果病变发生在眼底血管,则会引起视网膜病变,表现为视物模糊、视力减退,甚至失明,有些患者视网膜病变是在不知不觉中进展的,当患者感到视物模糊,出现眼底出血时再治疗就很困难了,所以视力没问题不等于眼底没问题。

✦ 妊娠合并高血压日常应注意什么?

冬季作好保暖工作,寒冷会使血压升高,在气温骤降时尤为明显;休息时尽量左侧卧位休息,保证足够休息,饮食注意摄入足够的蛋白质,热量,不限制盐的摄入,如果水肿严重,适当限制盐的摄入;增加产前检查次数,每次产检时都要测血压,应休息 10~15 分钟,待平静后测量血压;妊娠早期和中期每 2 周一次产前检查,妊娠后期每周一次产前检查,并遵医嘱用降压、镇静药物治疗;如出现头晕、头痛、恶心及呕吐、食欲突然变差、突然腹痛、多量的阴道出血时,均应尽快就诊,以判断是否出现病情加重,及是否出现并发症。

✦ 妊娠期高血压有什么表现?

首先是血压高:严重的高血压,可引起早期流产;轻度至中度血压升高,可以无头晕、头痛等不适,但如明显升高则可以出现头晕、头痛,甚至恶心,呕吐,严重者引起抽搐、胎盘早剥,导致胎死宫内,严重影响母儿安全。

其次是水肿,从双足开始,若发现下肢浮肿,要增加卧床时间,把脚抬高休息;随着低蛋白血症的加重,可逐渐向上延至大腿、外阴、腹壁,严重者出现胸水或腹水,出现胸闷、憋气症状。

蛋白尿:化验尿常规可出现蛋白尿,严重时尿中还会出现红、白细胞和管型，出现先兆子痫的症状。

妊娠期高血压对重要脏器有什么影响？

血压越高，对脑、心、肺、肾、肝脏及胎盘的影响越大。

①由于全身小动脉痉挛加重，可引起孕妇头晕、头痛，恶心、呕吐，视物模糊不清，甚至失明，血压升高明显，引起高血压性脑病，严重者脑水肿，脑梗死，甚至脑出血，脑疝，严重威胁母儿安全；

②心脏功能受影响，出现妊娠高血压性心脏病；

③肺水肿，表现呼吸困难，胸闷，端坐呼吸等，可继发心脏功能不全；

④肾功能受损，表现尿素氮及肌酐升高，尿中出现管型，严重者少尿、无尿，甚至肾功能衰竭；

⑤肝脏可出现肝被膜下血肿，出血，肝破裂；

⑥血压明显升高，则影响子宫血流量，胎盘绒毛缺血使胎盘功能减退，胎儿在子宫内缺氧，发育停滞，导致胎儿体重小于同孕龄儿，严重时胎儿死亡；胎盘绒毛缺血坏死、出血，导致胎盘早剥，严重威胁母儿生命。

妊娠期高血压孕期如何减轻水肿的发生？

对于正常体重指数的孕妇来说，体重每周增加不超过0.5kg，若超过0.5kg则有存在水肿的可能。所以，首先要控制体重；其次在妊娠晚期，尽量避免长时间站立，休息及睡眠时可以抬高下肢，促进下肢静脉回流；低盐，高蛋白饮食，减少水钠潴留，从而可减少水肿的发生。

高血压孕妇孕期用药一定比孕前用药剂量大吗？

不一定。在孕前即患有高血压的孕妇中，约有30%~40%的孕妇，在妊娠早期及中期血压降到正常，到妊娠七个月后血压又逐渐升高，而妊娠后才出

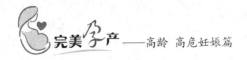
现的高血压，多在怀孕 20 周以后出现，甚至有些孕妇孕晚期或分娩时才出现血压高。故用药的多少与血压高低有关。

高血压孕妇孕期选择什么药物降压合适？

孕妇的降压药物应选择既减少孕妇危险性，又对胎儿无害、孕期对胎儿血流动力学影响小、对子宫胎盘血流影响小，对婴儿发育影响小的药物。

高血压妇女孕期的饮食应注意什么呢？

孕后期热能摄入过多，每周体重增长过快都是妊高症的危险因素，因此，普通孕妇摄入热能应以每周体重增加 0.5kg 为宜，但如果合并糖尿病，其体重增加则根据糖尿病的要求来进行，饮食原则是营养、健康的食品，保证充足的蛋白质和热量；孕妇应多吃鱼、肉、蛋、奶及新鲜蔬菜，补充铁和钙剂，少食过咸食物。重度妊高症的孕妇因尿中蛋白丢失过多，常有低蛋白血症，应摄入高优质蛋白以弥补其不足。对于膳食脂肪应减少动物脂肪的摄入，饱和脂肪酸的供热能应低于 10%。膳食供给充足的锌能够增强身体的免疫力，补充维生素 C 和维生素 E 能够抑制血中脂质过氧化作用，降低妊高症的反应。钠盐在防治高血压中发挥非常重要的作用，每天食入过多的钠，周围血管阻力增大，导致血压上升。但孕期讲究的是合理饮食，妊娠期不推荐严格限制盐的摄入，也不推荐肥胖孕妇限制热量摄入；补钙：低钙饮食（摄入量每天小于 600mg）的孕妇建议补钙；每天至少 1g。

高血压孕妇如何运动？

适量运动，饮食起居规律，避免过度劳累，保证充足的睡眠（每天保证 10 小时的睡眠），侧卧休息，必要时睡前口服安定 2.5~5mg。

✦ 高血压孕妇孕期需要做什么检查？

血压和尿蛋白是每次产检必查项目，必要时需做24小时动态血压变化及24小时尿蛋白定量检查；

血常规：主要检查血红蛋白，血小板及红细胞压积，以及时发现妊娠期高血压的并发症，如HELLP综合征，胎盘早剥，血液浓缩情况；

肝功能：主要检查肝酶，乳酸脱氢酶，白蛋白，胆红素，以评估肝脏功能是否受损，及时发现HELLP综合征；

肾功能：主要检查肌酐，尿酸及尿素氮，评估肾脏功能；

凝血功能：血凝，纤维蛋白原降解产物，D-二聚体，3P试验，抗凝血酶-Ⅲ，评估凝血功能；

血气分析，必要时检查电解质；

心电图：大体了解心脏功能，必要时行超声心动图检查，同时了解心包积液情况；

眼底检查：眼底是高血压疾病严重程度的窗口，通过对眼底的判断，从而预测疾病的严重程度；

超声检查：肝、胆、胰脾、肾等脏器，同时了解胸水，腹水；

胎儿监测：超声检查胎儿、胎盘、羊水，脐动脉血流，子宫动脉切迹等血流指数，必要时行胎儿生物物理评分；

头颅CT或核磁共振检查：如出现血压明显升高，伴头痛、头晕、恶心、呕吐、视物模糊等先兆子痫症状时，为判断有无脑水肿，脑梗死，脑出血情况时，应该进行该检查。

✦ 高血压孕妇多长时间检查一次合适？

高血压孕妇的产检次数应多于普通孕妇，如血压稳定且无明显升高，无并发症出现，可以每2周进行一次产检，如血压明显升高，需用药物治疗，需缩短产检间隔，3天或1周检查一次，如出现尿蛋白阳性，收住院进行全面评估病情较为安全。

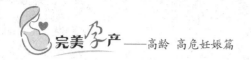

✦ 轻度子痫前期和血压控制满意的妊娠期高血压孕妇，需要住院观察吗？

需要根据产前检查情况，如发现疾病时的母胎状况、孕妇及家人的依从性、医院追访条件等多方面因素综合评估，进行个案处理，有条件的可以收住院评估，也可以院外严密监测，评估母儿双方情况。

✦ 高血压孕妇，B超提示胎儿体重小于同孕龄的胎儿体重，需要收住院吗？

高血压孕妇一旦合并胎儿生长受限，则多提示可能发生早发型子痫前期或胎盘功能减退，需要收住院监测血压、尿蛋白、眼底等情况，综合评估病情，以及时诊断子痫前期，适时终止妊娠，预防突发的胎儿窘迫、胎盘早剥等严重并发症发生。

✦ 如何治疗重度子痫前期和重度妊娠期高血压？

收住院监测，综合评估全身重要脏器功能，同时予休息、镇静、降压、解痉治疗，严密监测母儿状况，适时终止妊娠，避免不良母儿并发症发生。

✦ 血压高于多少需服用降压药物？高血压孕妇血压越低越好吗？

如收缩压 ≥ 160mmHg 和（或）舒张压 ≥ 110mmHg，需口服降压药物。降压过程力求平稳，不可波动过大，且血压不低于130/80mmHg，以保证子宫胎盘血供，可将血压减少约 20% 为宜。

✦ 高血压孕妇，孕期血压控制到何指标为适当？

孕妇无并发脏器功能损伤，血压控制在 130~155/80~105mmHg；

孕妇并发脏器功能损伤，血压应控制在 130~139/80~89mmHg。

✦ 硫酸镁可以降压吗？

降压药物主要是通过各种途径使外周小动脉扩张，使外周阻力降低，从而起到降压的效果；而硫酸镁可以使骨骼肌松弛，同时解除小动脉痉挛，起到控制子痫抽搐及防止再抽搐，防止子痫发生，故不能起到降压的效果。

✦ 妊娠期高血压为什么要监测尿蛋白？

一旦高血压孕妇出现尿蛋白，提示孕妇的肾脏功能受损，表明疾病已经发展到了子痫前期，发生越早，病情越重，如合并其他脏器功能受损，则已经可以诊断子痫前期，需全面评估病情，根据孕周，胎儿发育情况，疾病的严重程度，适时终止妊娠，否则会发生严重的母儿并发症。

✦ 尿蛋白越高，病情越重吗？

尿蛋白对于子痫前期的诊断是重要的，但不是唯一的指标，病情的轻重，与脏器功能受损程度有关，需全面评估，但如果尿蛋白过高，则血液的低蛋白血症越重，加重水钠潴留，继发全身水肿，血压升高，加重心肺负担，从而导致在短时间内病情急剧恶化，会发生严重的母儿并发症，故应该充分评估病情。

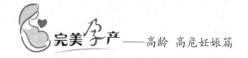

✦ 妊娠合并重度先兆子痫怎么办？

应及时住院治疗，配合医生进行解痉，镇静，降压治疗，休息时注意保持环境安静，保持情绪稳定，避免任何不良刺激，自数胎动，如果有头痛、头晕、眼花、恶心、呕吐、上腹不适等任何不适症状，应及时报告医生。

✦ 慢性高血压并发子痫前期什么时候入院待产？

慢性高血压并发子痫前期，出现越早，病情越重，母婴预后也越差，并发症多且重。若血压高于 200/120mmHg 时，极易发生脑出血、胎盘早剥和胎死宫内，故在发现并发子痫前期，应立即入院治疗，适时终止妊娠。

✦ 先心病对胎儿或新生儿有影响吗？

①轻度先心病，对胎儿或新生儿影响较小，预后较好。

②严重的先心病易发生流产、死胎、胎儿生长受限、早产、胎儿窘迫、新生儿窒息，甚至在妊娠早期即终止妊娠。

③先心病孕妇，其所生的婴儿发生先心病的机会增加，孕期应常规对胎儿进行超声心动图检查，加强对胎儿的监护。

✦ 妊娠合并心脏病如何产检？

妊娠 20 周前应每 2 周产检 1 次，妊娠 20 周后，尤其孕 32 周后发生心衰的几率增加，应每周产检 1 次，及时发现早期心衰，一旦出现早期心衰应立即住院。孕期经过顺利者，应在孕 36~38 周提前住院待产。

✦ 妊娠合并心脏病日常应注意什么？

孕期应减轻劳动或工作，维持良好的心脏功能；保证充分的休息，每天至少 10 小时的睡眠；避免过度劳累及情绪激动；要限制过度加强营养而导致体重过度增长，每周体重增长不超过 0.5kg，整个孕期不超过 12kg 为宜；保证合理的高蛋白、高维生素和铁剂的补充，孕 20 周应预防性应用铁剂防止贫血；适当限制食盐量，每天食盐量不超过 4~5g。

✦ 曾经因先天性心脏病做过手术，孕期需要注意什么？

成功的手术可以完全纠正心脏病变及改善心脏功能。如果曾做过动脉导管未闭的导管结扎术或导管切断缝合术，以及因房（室）间隔缺损做过修补术，如无任何自觉症状，可与正常妊娠一样，无需特别处理。法洛四联症患者如果做过完全性矫正手术后，孕期注意限制体力活动，每日保证休息时间，一般都可平安度过妊娠期及分娩期；但如果遇到低血压或缺氧情况，则容易发生意外，应尽量避免低血压及缺氧。

✦ 曾做过心脏手术的孕妇如何在孕期进行自我监测？

应注意：①如果出现呼吸困难、心悸及乏力等症状，应立即减少或避免体力活动及情绪激动，并及时就医；②补充蛋白质和维生素，但应注意营养均衡，防止过度摄取食盐，防止营养过度而使体重增加过多；③如果正在进行利尿剂治疗时，应适度补钾，如进食橘汁等富钾食物；④尽量避免出入公共场所，尤其应避免与有呼吸道感染的病人接触，一旦感染，即使是感冒，也要立即就医。

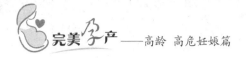

✦ 风湿性心脏病女性在孕期的注意事项有哪些？

①休息：在身体能承受的范围内可进行适量体力活动或运动。每晚应保证10小时睡眠，中午短时间卧床休息；减少社交活动；避免心理负担和思想压力；避免仰卧位。

②饮食：限制过度增加营养而造成的体重过度增长，营养均衡，孕20周后可预防性应用铁剂，防止贫血加重心脏负担。适当限制食盐摄入，每日摄入量4~5g，检测血钠≤130mmol/L为宜。

③预防感染：尽量避免出入公共场所，尤其应避免与有呼吸道感染的病人接触。一旦有感染症状，即使只是感冒，有条件时也应住院治疗；若不能住院治疗，必须停止一切工作及活动，同时接受相应治疗；口腔内有感染灶者应在医生指导下使用抗生素积极治疗观察；孕期接受任何小手术或创伤有伤口者应及早在医生指导下使用广谱抗生素预防感染累及心脏。

✦ 孕前没有心脏病，但产检做心电图检查时提示出现房（室）性早搏是怎么回事？严重吗？应该怎么办？

即使是健康的成年人，出现房（室）性早搏，也是常见现象，只不过怀孕后更容易出现而已。一般没有症状，偶尔会出现心悸。没有器质性心脏病的孕妇即没有心脏结构异常者，如出现房（室）性早搏，多与情绪紧张、精神压力大、疲劳、感染、或饮酒、吸烟、喝茶及喝咖啡有关。对于没有症状或器质性心脏病的孕妇来讲，房（室）性早搏一般不需药物治疗，可通过放松心情、适当休息，不吸烟、饮酒，不喝含咖啡因的茶或饮料即可预防和减少房（室）性早搏的发生。

✦ 妊娠合并心脏病孕期出现什么症状需要立即到医院就诊？

心衰早期孕妇可感觉轻微活动既有胸闷、心悸、气短，休息时心率大于110次/分，呼吸大于20次/分，夜间睡觉时常常会因胸闷而不能平卧。这时需要及时到医院就诊。

✦ 哪类妊娠合并心脏病的孕妇可以自然分娩？

心功能Ⅰ～Ⅱ级、胎儿不大、胎位正常、宫颈条件良好，又不存在剖宫产指征的孕妇，可以在严密监护下经阴道分娩；也就是说孕妇在日常体力活动中，体力活动不受限制或略受限制，休息时无症状的孕妇可以阴道试产，但在试产的过程中，需要严密观察心功能状况，如有心衰的征象，则予对症治疗。

✦ 合并甲状腺功能减退症，孕期如何自我保健？

合并甲状腺功能减退症，孕期应定期检查甲状腺功能，并监测有无甲状腺肿大，正规产检，监测胎儿生长及胎儿在宫内的情况。

✦ 妊娠合并甲状腺功能减退症什么时候入院待产？

妊娠合并甲状腺功能减退症，只要合理用药，定期监测甲功正常，对孕妇和胎儿的影响一般不是很严重，故住院待产的时间，一般与普通孕妇一样，除非出现并发症：妊娠期高血压，胎儿生长受限等，可能会提前住院。

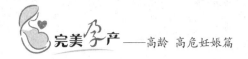

✦ 妊娠合并甲状腺功能亢进症孕期应注意什么？

如果必须服用药物的话，首先选择丙基硫氧嘧啶，因此药通过胎盘的速度较慢，但其仍可导致胎儿甲低、胎儿生长受限、甲状腺肿大，孕期应定期B超检查，监测胎儿生长发育及有无甲状腺异常，同时密切监测甲状腺功能。甲亢者易发生甲状腺危象，故日常生活中应注意休息，避免过度劳累，保持情绪稳定，避免精神刺激，注意避免发生感染，以防止发生甲亢危象。

✦ 妊娠合并甲状腺功能亢进症什么时候入院待产？

①甲功正常，症状能控制者，可等待自然分娩，分娩方式按产科指征决定；

②下列情况应住院，予以终止妊娠：重症患者，丙硫氧嘧啶400mg/d，疗效不满意者，合并心衰者，于心衰控制后终止妊娠。

✦ 妊娠合并肾脏疾病在孕期如何自我保健？

足够休息，从孕中期起尽量左侧卧位休息，饮食应进食富含优质蛋白质、维生素的饮食，并限制盐的摄入。正规产检，监测胎儿宫内生长发育情况，自数胎动。

✦ 孕期发生急性肾盂肾炎怎么办？

孕妇常于妊娠后半期或产褥期发生急性肾盂肾炎，起病较急，可有寒战、高热（39℃~40℃）、恶心、呕吐等全身症状，也可有尿频、尿急、尿痛、腰酸、腰痛等症状。应注意：多卧床休息，以减轻对输尿管的压迫；注意饮食富含营养；大量饮水每日尿量保持在 2000ml 以上，以利于肾盂和输尿管的引流和冲洗；如果一侧肾盂肾炎时，则向对侧侧卧，如双侧肾盂肾炎时，则左右侧轮换侧卧，以减轻对患侧输尿管的压迫。

✦ 妊娠合并肾脏疾病什么时候入院待产？

对于肾炎较轻，孕期不并发妊娠期高血压疾病，肾功能及胎盘功能均无明显减退者，孕 36 周后应考虑终止妊娠。因为孕 36 周后，血压往往会剧增，胎盘功能减退，有肾功能恶化和胎儿死亡的风险。

✦ 对于我们国家的孕妇来说，甲状腺疾病筛查什么时候筛查合适？

筛查时间为妊娠 8 周以前，主要筛查 TSH（促甲状腺素），FT4（游离 T4），TPOAb（抗甲状腺过氧化物酶抗体）。

✦ 哪些是甲状腺疾病的高危人群？

甲状腺疾病史或甲状腺手术史，或 [131] 碘治疗史，甲状腺疾病家族史，甲状腺肿，甲状腺自身抗体阳性，有甲减或甲减的症状或临床表现，Ⅰ型糖尿病，其他自身免疫性疾病，不孕，曾行头颈部放疗，肥胖症（体重指数大于 40），30 岁以上，服用胺碘酮治疗，近期有碘造影剂暴露，流产、早产史，居住在已知的中重度碘缺乏区。

✦ 甲亢对孕妇有什么影响？

轻症和治疗后能较好控制的甲亢，一般不影响妊娠。重症不易控制的甲亢，可引起流产、早产和死胎，若出现妊娠期高血压疾病和宫缩乏力是会加重心血管系统症状，甚至会出现心衰和甲亢危象。

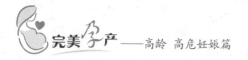

甲亢如何治疗？

甲亢的一般治疗包括注意休息，补充足够热量和营养等。

针对甲亢的治疗主要采用以下三种方式：

1）抗甲状腺药物（ATD）：主要药物有甲巯咪唑（MMI）、丙硫氧嘧啶（PTU，propylthiouracil）。

2）[131]碘治疗的适应证包括：成人Graves甲亢伴甲状腺肿大Ⅱ度以上；ATD治疗失败或过敏；甲亢手术后复发；甲亢性心脏病或甲亢伴其他病因的心脏病；甲亢合并白细胞和（或）血小板减少或全血细胞减少；老年甲亢；甲亢合并糖尿病；毒性多结节性甲状腺肿；自主功能性甲状腺结节合并甲亢。禁忌证为妊娠和哺乳期妇女。[131]碘治疗甲亢后的主要并发症是甲减。发生甲减后，可以用甲状腺素制剂替代治疗，使甲状腺功能维持正常。

3）手术的适应证：中、重度甲亢长期药物治疗无效或效果不佳；停药后复发，甲状腺较大；结节性甲状腺肿伴甲亢；对周围脏器有压迫或胸骨后甲状腺肿；疑似与甲状腺癌并存者；儿童甲亢用抗甲状腺药物治疗效果差者；妊娠期甲亢药物控制不佳者，可以在妊娠中期的后半期进行手术治疗。

甲亢的患者何时怀孕合适？

①既往患甲亢的患者，如在ATD治疗中，血清TSH达到正常范围，停用ATD后或减少ATD的剂量，使血清FT4处于正常值的上限；

②[131]碘治疗者，至少在[131]碘治疗结束6个月后怀孕；

③MMI和PTU对母亲和胎儿均有风险，但MMI有致胎儿畸形的风险，建议计划妊娠前停用MMI，改为PTU，避免MMI可能引起的畸形。

患有甲减的孕妇，何时可以怀孕？

需将血清TSH控制到＜2.5mIU/L水平后妊娠。最理想的目标是：TSH

0.1~1.5mIU/L。

妊娠期甲亢的类型有几种?

有两种。一是妊娠一过性甲状腺毒症(GTT),与绒毛膜促性腺激素(hCG)浓度增高有关,GTT是妊娠早期甲亢最常见的原因;二是妊娠Graves病,与甲状腺自身免疫异常有关。

什么是妊娠一过性甲状腺毒症?

常在妊娠前3个月发生,是一种hCG相关性甲亢,hCG增高的水平与病情的程度相关,无自身免疫性甲状腺疾病史,TRAb及TPOAb(抗甲状腺过氧化物酶抗体,thyroid peroxidase antibody)阴性,甲状腺功能的改变多为暂时性,伴剧烈恶心、呕吐,体重下降、严重时出现脱水和酮症,主要是对症支持治疗,纠正脱水和电解质紊乱,不主张给予ATD治疗。

甲亢对胎儿有什么影响?

可引起:胎儿生长受限、早产、死胎、先天畸形、新生儿死亡,其中胎儿生长受限的发生率是正常妊娠妇女的9倍,新生儿甲亢的患病率为1%~2%。

^{131}碘治疗对胎儿有什么影响?

^{131}碘治疗,可有放射性致畸作用,不宜在妊娠期使用。同时自妊娠10~13周起胎儿甲状腺有集碘功能,^{131}碘可影响胎儿甲状腺功能,造成甲低。

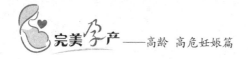
✦ 如手术治疗甲亢，孕期何时为宜？

妊娠期如药物治疗不能控制甲亢，则可手术治疗，但以孕中期的后半期为宜。

✦ 治疗甲亢的药物对胎儿有什么影响？

甲巯咪唑（MMI）、丙硫氧嘧啶（PTU）、他巴唑、甲亢平等均能通过胎盘，抑制胎儿 T3、T4 产生，与 TSab（甲状腺刺激抗体，thyroid-stimulating antibody）、TRab（促甲状腺激素受体抗体，thyrotrophin receptor antibody）水平相抗衡，影响胎儿的甲状腺功能，故引起胎儿甲亢、甲低、胎儿生长受限、早产、死胎、死产。但因 PTU 通过胎盘速度慢，为首选药，但仍可引起胎儿甲低、甲状腺肿大、新生儿甲低，PTU 治疗时可母乳喂养，但应监测新生儿甲状腺功能。

TSab 半衰期大约 14 天，生后如抗甲亢药物撤退，则在 TSab 作用下，新生儿甲亢症状可存在 1~5 个月。

甲亢新生儿可有广泛自身免疫性疾病，如淋巴组织肥大，血小板减少。

✦ 甲亢患者妊娠后，如何选择药物治疗？

MMI 和 PTU 对母亲和胎儿均有风险，但 MMI 有致胎儿畸形的风险，妊娠早期优先选用 PTU，MMI 为二线药物，妊娠早期后改为 MMI，可避免 PTU 的肝脏毒性发生。

✦ 孕期甲亢治疗的目标是什么？

用最小的 ATD 剂量，尽快控制症状，尽早使甲状腺功能正常，维持血清FT4 接近或轻度高于参考值的上限，保证母亲和胎儿无并发症发生。

✦ 妊娠期甲亢的治疗原则？

抗甲状药物治疗是首选；手术治疗要选择合适的时机；放射性 [131] 碘治疗是禁忌证。

✦ 妊娠期患有甲减对胎儿有什么影响？

损害后代的神经、智力发育，增加早产、流产、低体重儿、死胎及妊娠期高血压疾病等风险，必需治疗。

✦ 甲减的孕妇多长时间测一次甲功？

妊娠 1~20 周每 4 周监测一次甲功，妊娠 26~32 周至少应监测一次甲功。

✦ 甲减如何治疗？

口服左旋甲状腺素（L-T4），不给三碘甲状腺原氨酸或干甲状腺片治疗。

✦ 严重碘缺乏对孕妇和胎儿的影响是什么？

可导致母亲和胎儿低甲状腺素血症，引起母亲和胎儿甲状腺肿，可以引起流产、死产增加，以及出生后婴儿死亡率增加。

✦ 妊娠期良性的甲状腺结节如何处理？

孕期不建议补充 L-T4 治疗结节，如甲状腺细针穿刺检查证实结节是良性的，但生长迅速或超声显示可疑恶变，可以考虑手术治疗，如结节生长不明显，或为良性，或不确定良恶性时，并不需要手术。良性结节压迫气管或

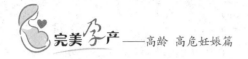

食管时，应考虑手术治疗。

抗甲状腺过氧化物酶抗体（TPOAb）阳性，对胎儿有什么影响？需治疗吗？

TPOAb 的滴度超过参考值上限，即为阳性。增加流产、早产的风险，但是现在研究较少，既不推荐治疗，也不反对治疗。

孕期贫血对母亲有什么影响吗？

妊娠可以使原有贫血病情加重，重度贫血可导致贫血性心脏病、妊娠期高血压、产后出血、产褥感染等。

孕期贫血对胎儿有什么影响吗？

母亲贫血严重时，会影响胎儿的生长，容易发生胎儿缺氧、早产、死胎等不良后果。

孕期贫血为什么会引起孕妇感染？

贫血孕妇易发生感染，这是因为贫血孕妇的血浆蛋白质浓度低，产生抗体少，导致免疫功能低下，容易诱发产褥期感染，发生产后发热、子宫内感染、乳腺炎等。

孕期发生胎停育有什么信号吗？

阴道有少量流血，颜色为褐色到红色，伴有或不伴有腹痛，早孕反应如呕吐、尿频等症状消失或减弱。

发生胎停育怎么办?

B超是诊断胎停育的最好的方法,同时绒毛膜促性腺激素的变化也可作为参考,如果确诊为胎停育,应予终止妊娠。

孕晚期注意哪些临产的信号?

胃部压迫感消失,孕妇有胃部轻松感;下腹有疼痛、酸胀感、一日数次;尿频、大腿根部发胀;阴道分泌物增多,为透明或白色的黏性无臭分泌物;胎动有变化,一直活跃的胎动渐渐变得迟缓。

孕早期阴道流血怎么办?

停经后有少量阴道流血,伴有小腹坠痛,如B超可见子宫内与停经日期周数相符的胎囊和胎芽,大部分经治疗后可继续妊娠,此时可以卧床休息,如果黄体功能不足,应用黄体酮肌肉注射或口服治疗,经对症治疗后症状消失,可继续妊娠,如出血量逐渐增多或腹痛加剧,可能会发生流产。

为什么多胎妊娠容易发生流产?

双胎妊娠的自然流产率高于单胎妊娠,胎儿数目越多,流产的危险性越大,与胚胎畸形,胎盘发育异常,胎盘血液循环障碍及宫腔容积相对狭窄可能有关。

为什么多胎妊娠容易发生早产?

约50%的双胎妊娠易发生早产,是由于两个胎儿较大,或羊水过多导致宫内压力过高,子宫过度伸展,同时易于发生胎膜早破,及严重的母儿并发症所致。

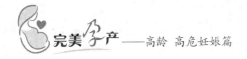

✦ 为什么多胎妊娠母体容易发生贫血？

多胎妊娠由于铁的需要量大，当摄入不足或吸收不良时，母体便容易发生缺铁性贫血。

✦ 双胎妊娠之一胎发生胎死宫内会影响存活胎儿吗？

双胎妊娠之一胎发生胎死宫内（sIUFD，select intrauterine fetal death）对存活胎儿的影响：一胎胎死宫内后对另一个胎儿的影响与发生的原因、孕周及绒毛膜性质有关。

双胎妊娠一胎胎死宫内的原因可有多种，可分为外力因素、胎儿因素、脐带及血管因素、胎盘因素和孕母因素等。多数情况下是双胎 sIUFD 发生于健康孕妇。少数 sIUFD 可由于母亲有严重疾病所致，如重度子痫前期、严重绒毛膜羊膜炎，发生 sIUFD 后母亲病因继续存在，则有导致存活胎儿死亡的风险。但是当一胎死亡后子痫前期病情有可能完全缓解，当胎儿尚不足月时可继续待产，同时严密监测母亲状况。

绒毛膜性质是决定存活胎儿预后的最重要因素。单绒毛膜性双胎中胎盘分配不均或血流动力学不平衡可导致 sIUFD。对存活胎儿的危险主要是胎儿死亡和急性 TTTS 的缺血性脑损伤。目前认为，在 sIUFD 前后血管阻力显著增加、血流突然减少，以及血液分流、低血压和重要脏器缺血可导致另一胎儿损伤，如低氧血症和酸中毒。双绒毛性双胎发生 sIUFD，可能与染色体不一致或结构畸形或胎盘形成不良有关，因为每个胎儿有各自独立的胎儿胎盘循环，sIUFD 本身不会造成孪生胎儿死亡。可以继续待产，增加产检次数及胎儿胎盘功能检查及母体凝血功能检查。

sIUFD 发生时的妊娠周数以及存活胎儿成熟度。妊娠周数决定存活胎儿风险，如果胎儿成熟度较高或妊娠已接近或达到足月，则可考虑终止妊娠。否则，如果存活胎儿远离足月，且健康情况良好，而且不能确定另一胎儿死亡时间，则对存活胎儿立即引产并不合适，因为并不一定改变其预后，而只会增加早产并发症而使存活胎儿预后更差。对于很早期的早产，即使存活胎儿危险性很高，如单绒毛膜双胎时，也应慎重考虑终止妊娠。

✦ 孕期发生胎膜早破后应该怎么办？

孕妇会突然感到有液体自阴道流出，以后变为间断性，时多时少，应立即卧床休息，到医院就诊，保持外阴清洁，监测体温，脉搏，胎心，羊水性状是否清亮，有无异味，以及血常规的变化，孕周小于 34 周，可用宫缩抑制剂延长孕周，并予促胎肺成熟药物，孕 35 周以后，可行催产素点滴引产。

✦ 孕期如何预防胎盘早剥？

胎盘早剥发生的原因有合并妊娠期高血压，腹部受到撞击或挤压，羊水过多及多胎妊娠，长时间仰卧位等。故有妊娠期高血压疾病者应遵医嘱用药控制血压在正常范围；应尽量避开人多拥挤的地方，防止腹部受到外部力量刺激，保持情绪稳定，针对高危因素进行防治。

✦ 孕期如何预防发生先兆早产？

先兆早产的发生常见原因为生殖道、泌尿道感染；严重的妊娠期内外科合并症如：急性肾盂肾炎，急性阑尾炎，严重贫血等；胎盘早剥、前置胎盘等胎盘异常；羊水过多；子宫畸形如纵隔子宫，双角子宫等；宫颈内口松弛；吸烟或多胎等。孕期做好系统保健，针对高危因素进行防治，就可避免早产的发生。

✦ 孕期发生先兆早产怎么办？

妊娠 35 周以上可等待自然临产，妊娠 35 周以下可遵医嘱用抑制宫缩药物治疗，并卧床休息，自数胎动，监测胎儿在宫内的情况，尽可能延长孕周。

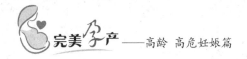

✦ 孕期如何自我发现胎儿生长受限？

孕妇的体重应随妊娠月份的增加而增加，到妊娠中后期，每周体重应增加 350~400g，如果每周测量体重，连续 3 次没有明显增加，表示胎儿有生长异常可能。但是不能单纯依据孕妇的体重变化来诊断胎儿生长受限，主要还是依据 B 超检查和医生的专科检查方能明确诊断。

✦ 孕 26 周开始出现胎儿生长受限，对胎儿有什么影响？

胎儿生长受限对胎儿的影响与分型有关。

发生胎儿生长受限的时间较早，应属于原发性胎儿生长受限，一般是胎儿自身的问题，即从胎儿开始发育就小于普通胎儿，胎儿的体重、头围、腹围均小，胎儿外表无营养不良存在，也无明显缺氧，但胎儿头围小，脑重量轻，神经系统发育不完善，而且胎儿有畸形率高、合并染色体异常的可能性，少数可能会停止发育，甚至胎死宫内；如能顺利度过孕期，生后可能有脑神经发育障碍，伴小儿智力障碍；生后病死率高，预后不良。一般建议行胎儿染色体检查除外染色体异常。

✦ 孕 33 周开始出现胎儿生长受限，对胎儿有什么影响？

如果规律产检，定期 B 超检查，从发现的时间上看，应属于继发性胎儿生长受限的可能性大，多为母亲的因素，即孕早中期胎儿生长发育良好，孕晚期由于胎盘、脐带因素及有毒因素的影响，导致胎儿供血不足，细胞体积不能如期增大，身体缺少糖原和脂肪沉积，表现营养不良，故出生后外表有营养不良表现或呈小老人貌，即身高、头围正常，外观看瘦弱，易低血糖。因胎盘供血不足，易发生胎儿慢性缺氧，而且对缺氧不耐受，导致新生儿脑神经受损。

✦ 孕 28 周开始出现胎儿生长受限，孕 33 周出现子痫前期，胎儿仍小，对胎儿有什么影响？

从原因上看应该是既有原发性胎儿生长受限，也有继发性胎儿生长受限，因孕晚期发生子痫前期，多合并胎盘发育不良导致胎儿供血不足，其实是母儿双方均有问题导致的发育不良，胎儿身高、体重及头围均小于正常儿，同时还有营养不良表现，各器官细胞数目少且小，肝脾受累严重，脑细胞数目少，故既有营养不良，还有代谢异常，新生儿生长及智力均受影响。

✦ 胎儿生长受限如何治疗？

首先判断是胎儿自身原因还是孕妇的原因，是原发性还是继发性，是原发性应进行检查除外胎儿畸形或染色体异常，可以行 B 超检查及脐血染色体检查；如果能明确孕妇有营养不良，应均衡膳食，补充营养，也可以静脉输液；如果孕妇有合并症，如妊娠期高血压易发生胎盘发育不良，可以给予低分子肝素钠和阿司匹林治疗，效果明显；另外如果是脐带因素，如脐带扭转、过细，临床治疗效果不佳；另外改善胎盘通透性的治疗，如硫酸镁、丹参等，只是对症治疗，国际最新研究已不推荐该治疗。

✦ 母儿血型不合对胎儿有什么影响？

由于母亲的血型抗体可通过胎盘，如果母儿血型不合的话，尤其是 RH 抗体，会引起胎儿、新生儿的红细胞被破坏，引起新生儿黄疸、贫血、胆红素脑病，甚至导致胎儿和新生儿发生溶血病，引起胎儿水肿，危及生命。

✦ 羊水过少的原因是什么？

羊水过少是由于羊水的来源减少，去路增加引起的。部分原因不明；少

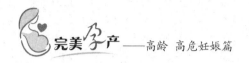

部分是胎儿泌尿系统畸形导致的；部分是胎盘功能减退引起的，如妊娠期高血压，胎儿生长受限，胎儿慢性缺氧引起血液重新分配致肾血流量减少引起少尿；胎膜早破；孕妇脱水、血容量严重不足如尿崩症，孕妇的血浆渗透压高使胎儿的渗透压也增高，致胎儿尿液形成减少；孕妇服用某些药物（如利尿剂，吲哚美辛）也可引起羊水过少。

✦ 羊水过少对胎儿有什么影响？

发生羊水过少后，对胎儿的影响与孕周有关，如羊水过少发生在孕早期，胎膜与胎体粘连造成胎儿畸形，甚至肢体短缺；如发生在孕中、晚期，子宫外压力直接作用于胎儿，引起胎儿肌肉骨骼畸形如斜颈、曲背及手足畸形等，还可导致胎儿肺发育不全。由于缺少了羊水的缓冲作用，子宫敏感度增加，宫缩频繁，脐带易受压，分娩时不耐受产程，导致胎儿宫内缺氧甚至胎死宫内。

✦ 羊水过少怎么办？

①应根据胎儿有无畸形和孕周来决定。如果羊水过少合并胎儿畸形，应尽快终止妊娠；

②羊水过少合并正常胎儿，未足月者，予增加羊水量，期待治疗，延长孕周，可以行羊膜腔内注入无菌生理盐水，同时予宫缩抑制剂预防流产及早产。足月者，胎盘功能良好，可以先行人工破膜，羊水清亮，催产素激惹试验阴性，予催产素引产；出现胎儿窘迫，羊水过少且粪染，或羊水指数小于5cm，应急诊行剖宫产术。

✦ 如何预防前置胎盘？

高龄初产妇（年龄大于35岁）、经产妇或多产妇、吸烟或吸毒者易发生前置胎盘。其原因可能为多次刮宫、流产，易引起子宫内膜病变或损伤，子宫内膜发育不良，胎盘供血不足，刺激胎盘面积增大，延伸至子宫下段，而发生前置胎盘。前次剖宫产手术瘢痕可妨碍胎盘在妊娠晚期向上迁移，增加前置胎盘的可能性。故应洁身自爱，杜绝吸烟、吸毒；优生优育，有计划的妊娠，避免意外妊娠；杜绝无指征剖宫产。

✦ 脐带脱垂怎么办？

为产科急症之一，处理不及时，可引起胎死宫内。孕妇立即躺下，取头低臀高位。胎心尚好，宫口开全，胎头入盆，行产钳术，若臀先露行臀牵引术；胎心尚好，宫口未开全，立即手入阴道扶持脐带防止继续脱垂，在局部麻醉下行剖宫产手术，如果胎儿已经死亡或濒临死亡，失去抢救机会，则等待自然分娩。

✦ 过期妊娠怎么办？

过期妊娠指月经周期规则，妊娠达到或超过 42 周（294 天）尚未分娩者。过期妊娠易发生胎儿窘迫、胎粪吸入、过熟综合征、巨大儿、肩难产等。应根据胎盘功能、胎儿大小、宫颈成熟度综合决定分娩方式。①宫颈条件成熟，胎盘功能良好，无剖宫产指征者，可入院行人工破膜加催产素点滴引产；宫颈条件不成熟者予促宫颈成熟后行催产素引产。②如有胎儿窘迫或胎盘功能减退、巨大儿、臀位、高龄初产、或同时合并妊娠期糖尿病、慢性肾炎、子痫前期等则行剖宫产终止妊娠。

✦ 羊水过多对母亲有什么影响？

羊水过多指妊娠期间羊水量超过 2000ml。羊水过多可导致宫腔压力大，子宫易激惹，导致胎膜早破、早产率增加，同时宫腔压力突然下降，易发生胎盘早剥；急性羊水过多时，孕妇腹部胀痛，影响呼吸，不能平卧；由于子宫巨大，压迫引起泌尿系梗阻；子宫肌纤维过度伸展致产后子宫收缩乏力，

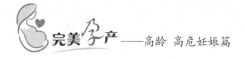

导致产后出血。

✦ 羊水过多对胎儿有什么影响？

羊水过多发生的孕周越早，合并胎儿畸形的几率越高，其中约25%的胎儿可合并中枢神经系统和消化道畸形。羊水过多时胎儿运动范围增加易发生胎位不正，且胎位易变化；羊水过多易发生胎膜早破，同时易发生脐带脱垂、胎儿窘迫、早产、胎盘早剥。围生儿死亡率高。

✦ 哪类人群容易发生前置胎盘？

高龄初产妇（年龄大于35岁）、经产妇或多产妇、吸烟或吸毒者易发生前置胎盘。

✦ 前置胎盘对母儿有什么影响？

①在妊娠晚期，胎儿生长发育速度加快，羊水量相对较多，子宫下段逐渐伸展，而附着在子宫下段及宫颈内口的胎盘却不能相应的伸展，导致胎盘前置部分从子宫壁剥离，引起出血。出血量少对母儿影响不大，可引起轻度贫血，体质虚弱，胎儿体重偏小甚至胎儿生长受限；如出血量大，孕妇可能会因为失血导致休克，抢救困难，易出现严重感染。出血量大，影响胎儿供血，胎儿可能会因为缺血、缺氧而死亡，早产率增加，围产儿发病率高，死亡率高。

②前置胎盘易发生胎盘绒毛穿透底蜕膜侵入子宫肌层，而形成胎盘植入，尤其胎盘附着于前次剖宫产子宫下段瘢痕处时，可侵入膀胱组织，是更为严重凶险的产科并发症。

③分娩后子宫下段缺乏肌肉组织，收缩力差，不能很快使开放的血窦闭合，易发生产后出血，量大而迅猛，止血困难，严重影响产妇生命安全。

✦ 合并前置胎盘，孕期如何运动？

前置胎盘对母儿的影响主要与前置胎盘的类型及孕周有关，完全性前置胎盘易发生阴道出血，一般为孕 28 周左右开始出现阴道出血，少数孕妇孕早期即可出现阴道出血，易发生流产、感染；边缘性前置胎盘多发生在孕晚期或临产后，与宫缩的多少有关，量较少，甚至有些孕妇不出现阴道流血；部分性前置胎盘发生出血的时间及量的多少介于二者之间。故首先明确是哪种类型的前置胎盘及现在的孕周及是否出血及出血量的多少，中央性前置胎盘孕期应避免剧烈运动，以休息为主，边缘性前置胎盘可以适当活动，部分性前置胎盘也应该减少活动量，原则是尽可能减少宫缩出现。

✦ 边缘性前置胎盘，孕 35 周出现阴道流血怎么办？

孕 35 周后生理性宫缩逐渐增加，前置胎盘者易发生阴道流血，此时胎儿各项指标基本成熟，如阴道出血量多影响母儿安全者，应尽快终止妊娠，如阴道出血量少，可予止血，预防感染治疗，继续待产。

✦ 中央性前置胎盘，孕 33 周少量阴道出血怎么治疗？

孕 33 周，此时胎儿不成熟，在保证母儿安全的前提下，应尽可能延长孕周，提高新生儿存活率，降低围产儿发病率及死亡率，如出血量少，则抑制宫缩，止血，纠正贫血，促胎肺成熟及预防感染治疗，同时卧床休息，保持大、小便通畅。

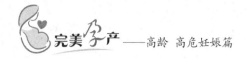

✦ 前置胎盘必须行剖宫产手术吗？

剖宫产是处理前置胎盘的主要手段，必须行剖宫产手术者包括：中央性前置胎盘，部分性前置胎盘；边缘性前置胎盘出血量较多，先露高浮，短时间内不能阴道分娩者；胎儿窘迫。如为边缘性前置胎盘、枕先露、阴道流血不多、无其他产科剖宫产指征，胎儿不大，宫颈条件成熟，也可阴道试产，但需做好产后出血的抢救准备；如出现破膜后先露下降不满意，产程进展不顺利，或阴道出血多则需急诊行剖宫产术。

✦ 什么情况容易发生胎盘早剥？

①孕妇合并妊娠期高血压，慢性肾病等导致全身血管病变，易发生胎盘早剥；

②孕妇腹部受到撞击或挤压，脐带过短，或羊膜腔穿刺刺破胎盘处，血管破裂引起胎盘剥离，它们均属机械性因素；

③宫腔压力骤然减少时，如双胎妊娠第一个胎儿娩出过快；羊水过多，发生胎膜早破或人工破膜时，羊水流出过多过快，均可发生胎盘剥离；

④如果孕妇长时间仰卧位或坐位，子宫压迫下腔静脉，回心血流减少，使子宫静脉压升高，蜕膜静脉淤血或破裂，而发生胎盘早剥。宫缩过强时，也易发生胎盘早剥；

⑤高龄产妇、吸烟、血栓形成倾向，有胎盘早剥史，均为高危人群。

✦ 发生胎盘早剥就会阴道流血吗？

不一定。胎盘早剥分为两种，一种为显性胎盘早剥，即胎盘与子宫剥离后，出血冲开胎盘边缘并沿胎膜与子宫壁间经宫颈管流出至阴道；另一种为隐性胎盘早剥，即胎盘与子宫剥离处的出血积聚于胎盘与子宫壁之间，未经宫颈管流出至阴道。

✦ 发生胎盘早剥怎么办？

胎盘早剥对孕妇和胎儿的影响主要取决于出血量的多少及是否影响胎心。如出血量少，胎心监护正常，孕妇一般状况好，宫口已开，可在短时间内结束分娩，可考虑经阴道分娩，行人工破膜缓解宫腔压力，阻止胎盘继续剥离，分娩时要尽可能缩短第二产程，但如果出现病情加重、产程无进展或出现胎儿窘迫，则应行剖宫产结束分娩；出血量不多，但出现胎儿窘迫，急诊行剖宫产术；出血量多，短时间内不能结束分娩者，宜立即行剖宫产术结束分娩；胎心音消失，产妇病情恶化，不能立即分娩者，也应立即行剖宫产术。

✦ 如何预防胎盘早剥？

积极向孕妇宣教，避免长时间仰卧位或坐位；避免腹部外伤；积极防治妊娠期高血压，慢性高血压，慢性肾病；羊膜腔穿刺应在 B 超引导下进行，避免误穿胎盘；羊水过多行人工破膜时，应注意高位破膜，防止羊水流出过多过快；双胎经阴道分娩或剖宫产时，缓缓娩出第一胎儿。

✦ 早孕反应严重怎么办？

妇女妊娠后，内分泌系统发生变化，身体出现许多不适改变，早期最突出的便是恶心、呕吐、厌食、胃部烧心、反酸等妊娠反应，对于妊娠反应重的孕妇，可以选择以下方法缓解不适：避免吃和闻容易引起呕吐的食物或气味；早上起床前可以先吃一块干的烤面包或饼干；吃清淡容易消化的食物，如粥或汤面条；不吃油腻，辛辣的食物。少吃多餐；两餐之间喝水，不要在吃饭的同时喝水；睡觉的时候头下多垫一个枕头；看医生，可以给你开一些药来治疗。如果呕吐严重，应该住院补液治疗。

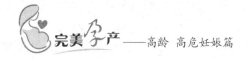

✦ 孕期水肿怎么办？

由于孕期特殊的内分泌变化导致孕期体内水分增加。如果水的吸收及排泄失衡则会出现水肿，水肿常见于足部。发生水肿后孕妇要适当减少盐的摄入，睡眠采取左侧卧位，抬高下肢15°，穿宽松的鞋袜。但要注意，如果有快速且明显的水肿，可能是子痫前症的先兆，应尽快到医院就医。

✦ 孕期发生腰背疼痛怎么办？

由于子宫增大，孕妇的重心前移，脊柱过度前突，背伸肌持续紧张加上关节松弛造成腰背疼痛，有时缺钙，腰背部与骨盆肌肉也会发生酸痛，妊娠后引起骶髂关节处无菌性炎症，也会出现腰部及臀部疼痛不适，严重者行走困难。休息时腰背垫枕头可缓解不适，如不缓解，可卧床休息；孕妇在日常走路、站立、坐位等活动时，尽量保持腰背挺直，孕中、晚期应注意补钙。如疼痛不缓解，应就诊治疗。

✦ 孕期发生胸闷怎么办？

在妊娠的最后几周，增大的子宫上推膈肌，引起呼吸困难，另外贫血也会有这种情况，孕妇在用力过度时，会感到呼吸困难，尤其是在爬楼梯和提重物时，这种情况下，应尽量休息，如果轻微活动既有心悸、气促，要注意有无心脏疾病和肺脏疾病。

✦ 孕期发生心悸怎么办？

孕期由于总的循环血量增加，致中晚期孕妇心率每分钟增加约10~15次，心率过快，孕妇会有心悸的感觉；孕妇体内储存铁量不足易发生缺铁性贫血，如果是严重贫血，孕妇会有心悸的感觉，尤其是长久站立、增加运动量、空腹或突然站立时容易出现心悸；另外少数孕妇由于心律失常时如频发早搏，室上性心动过速可出现心悸，还有心脏病患者妊娠期间发生心功能异常时也出现心悸。孕妇应注意休息；积极纠正贫血，故在孕期应注意多摄取含铁丰富的食物，如肝类、牛羊肉等，严重贫血应遵医嘱服用铁剂；规律产检以及时发现心功能异常。

✦ 孕晚期为什么会发生腹痛下坠？

在孕晚期，随着胎儿的不断长大，孕妇腹部及全身负担也逐渐增加，再加上接近临产，出现宫缩的次数会比孕中期明显增加，子宫收缩时会有腹坠感。

✦ 孕晚期应警惕哪些腹痛？

如果未足月，出现下腹阵发性疼痛，伴少量血性分泌物，可能出现早产症状，一旦出现应及时就诊；如孕妇合并有妊娠高血压综合征、慢性高血压病、腹部外伤，出现下腹持续疼痛，伴有或不伴有阴道出血，严重者腹痛难忍，腹部变硬，并胎动消失甚至休克，应高度怀疑为胎盘早剥，应及时到医院就诊。

✦ 孕期发生急性阑尾炎有什么特点？

一般都有慢性阑尾炎病史，在整个孕期都有可能发生阑尾炎，但多发生于妊娠前 6 个月；妊娠期阑尾炎症状不典型，增加诊断难度，且发展迅速，使母儿并发症及死亡率增加；孕早期阑尾炎腹痛特点仍是右上腹疼痛转移至右下腹痛，并有恶心、呕吐、食欲缺乏、便秘和腹泻等消化道症状；伴或不伴体温升高，可有血白细胞增高；而孕中晚期阑尾炎可无转移性右下腹痛，其腹部压痛点随着妊娠月份的增加而逐步上升，可至右肋下肝区，有时可位于右侧腰部；子宫将壁腹膜顶起，压痛、反跳痛及肌紧张不明显。另外 B 超难以确诊。

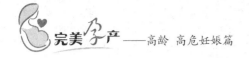

✦ 孕期发生肠梗阻有什么特点？

如果孕妇既往做过腹部手术，手术后发生的肠粘连一般是孕期引发肠梗阻的主要原因；孕期发生肠梗阻，症状重，死亡率高；多表现为持续性或阵发性腹部绞痛，并伴有恶心、呕吐、腹胀、停止排气、排便，应及早到医院就诊，X线检查可诊断。

✦ 孕期发生胆囊炎有什么特点？

由于妊娠期雌孕激素的影响，使得孕期发生急性胆囊炎的几率增加；70%的急性胆囊炎孕妇既往患有胆结石；孕期急性胆囊炎易发生胆囊坏死、穿孔、形成胆汁性腹膜炎的几率增加；发热及疼痛诱发宫缩，导致流产、早产及胎儿窘迫的危险；一般在夜间或大量进食油腻食物后发作，表现为突发右上腹绞痛，阵发性，疼痛可向右肩及右背放射，常伴恶心、呕吐、发热。白细胞不一定升高，B超可诊断。孕妇应注意饮食细嚼慢咽，一次就餐不要吃得太饱，少吃脂肪含量多的食物。

✦ 系统性红斑狼疮患者怀孕后必要的产检项目有哪些？

孕早、中期应每隔1~2周进行一次产前检查，孕晚期每周一次。孕20周产前检查的基本目的是早期发现高血压和/或蛋白尿。自孕18~20周始，应每4~6周进行一次胎儿超声检查。通常情况下，应从孕30~32周开始胎儿监护（每日胎动计数、每周的非应激试验和羊水测量）。出现并发症时，应增加超声波检查和胎儿监测的次数。对患有抗磷脂抗体综合征的妇女宜将胎儿监护提早至孕24~25周开始。

✦ 患有系统性红斑狼疮妊娠后孕期会使该疾病加重吗？

妊娠期性激素水平的波动毫无疑问会影响疾病的严重程度。妊娠对疾病的影响与自身免疫性疾病是先天性（细胞性）还是获得性（体液性）有关。从病理生理的角度来说，细胞免疫为特点的疾病会缓解，而体液免疫为特点的疾病会加重。系统性红斑狼疮是具备明显体液免疫特点的疾病，故妊娠期会加重。总体上妊娠期或产后的病情加重率在 15%~60% 之间。

✦ 系统性红斑狼疮孕妇病情加重具体体现在哪些方面？

孕期加重多发生在孕早期，绝大多数妊娠期 SLE（systemic lupus erythematosus）加重的风险不是很高，加重程度为轻到中度，多数加重病例可通过低到中等剂量的糖皮质激素治疗而使病情得以缓解。孕期疾病的活动性对孕期 SLE 加重与否有很大影响。

✦ 患有系统性红斑狼疮对胎儿有什么影响吗？

SLE 患者妊娠后发生流产、早产、死胎及胎儿生长受限明显高于正常人群。流行病学调查胎儿丢失是正常人群的 2~3 倍。

✦ 患有系统性红斑狼疮孕期可以用药吗？

系统性红斑狼疮孕期使用非甾体类抗炎药、肾上腺皮质激素类药、细胞毒性药物等对胎儿有致畸的作用，故孕期不可用药。

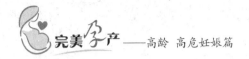
✦ 患有系统性红斑狼疮孕期饮食需要注意什么？

高蛋白、高营养、富含维生素的饮食，少食多餐、忌食芹菜、无花果、蘑菇、烟熏、辛辣等刺激性食物。

✦ 什么是类风湿关节炎？如何治疗？

类风湿关节炎是一种以关节病变为主的慢性全身性自身免疫性疾病。主要临床表现为小关节滑膜炎所致的关节肿痛，继而软骨破坏、关节间隙变窄，晚期因严重骨质破坏、吸收导致关节僵直、畸形、功能障碍，经常伴有关节外器官受累。其发病可能与遗传、感染、性激素等有关。女性多于男性，任何年龄均可发病，以 20~50 岁最多。本病多为一种反复发作性疾病，致残率较高，目前还没有很好的根治方法。

其治疗方法主要是对症治疗，包括关节肿痛明显者应强调休息及关节制动，而在关节肿痛缓解后应注意早期开始关节的功能锻炼。此外，理疗、外用药等辅助治疗可快速缓解关节症状；药物治疗：主要包括非甾体类抗炎药、慢作用抗风湿药、免疫抑制剂、免疫和生物制剂及植物药，这些药可缓解症状。免疫净化疗法可快速去除血浆中的免疫复合物和过高的免疫球蛋白、自身抗体，以及晚期患者可行关节畸形矫正手术。

✦ 患有类风湿关节炎孕期如何运动？

在有发热和关节肿痛的急性期应卧床休息，限制受累关节活动，同时避免关节受压和受凉，对症状控制后的恢复期，应进行关节功能锻炼，肢体活动以患者能承受为限，比如参加日常活动，散步等。

✦ 患有类风湿关节炎孕期饮食应注意什么？

建议进食高蛋白、高维生素、富含营养的食物，多饮水，避免进食辛辣刺激食物。但是需注意的是：像巧克力、小米、奶类制品等含酪氨酸、苯丙氨酸和色氨酸的食物，要少食。这类食物能产生致关节炎的介质前列腺素、白三烯、酪氨酸激酶自身抗体及抗牛奶 IgE 抗体等，易致过敏而引起关节炎加重、复发或恶化。少食肥肉和高胆固醇食物，因其产生的酮体、酸类、花生四烯酸代谢产物和炎症介质等，可抑制 T 淋巴细胞功能，易引起和加重关节疼痛、肿胀、骨质脱钙疏松与关节破坏。少食甜食，因其糖类易致过敏，可加重关节滑膜炎的发展，易引起关节肿胀和疼痛加重。

✦ 患有类风湿关节炎孕期可以用药吗？

抗风湿药物对胎儿有致畸作用，如果必须用药应在医生的指导下使用。

✦ 患有类风湿关节炎，妊娠会使该疾病加重吗？

妊娠期性激素水平的波动毫无疑问会影响疾病的严重程度。妊娠对疾病的影响与自身免疫性疾病是先天性（细胞性）还是获得性（体液性）有关。从病理生理的角度来说，细胞免疫为特点的疾病会缓解，而体液免疫为特点的疾病会加重。类风湿关节炎是具备明显细胞免疫特点的疾病，故妊娠期会缓解。

✦ 梅毒病原体可以通过胎盘吗？

梅毒病原体可以通过胎盘，在胎儿的内脏和组织中大量繁殖，引起胎儿宫内感染，发生流产、早产、死胎等，如能存活，则成为胎传梅毒儿。

✦ 怀孕后发现患有梅毒可以继续妊娠吗？

怀孕后发现患有梅毒，应在医生的指导下进行流产，以避免先天性梅毒儿的出生。

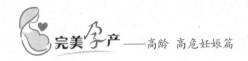
✦ 怀孕后发现患有淋病对胎儿有什么影响吗？

淋病可引起早产、胎儿窘迫、胎儿宫内发育迟缓甚至导致胎儿死亡。怀孕后发现患有淋病应在医生的指导下进行抗感染治疗，避免胎儿感染淋病。

✦ 尖锐湿疣患者对胎儿或新生儿有什么影响？

尖锐湿疣是由人乳头瘤病毒感染引起的鳞状上皮细胞增生病变的性传播疾病，可发生母婴垂直传播，但胎儿感染极其罕见，有报道胎儿出现畸形或死胎。幼儿期可发生喉乳头瘤，一般认为是通过产道感染所致。

✦ 尖锐湿疣患者孕期用药对胎儿有影响吗？

尖锐湿疣的治疗主要是外用药物，如安息香酸酊，足叶草毒素酊，50%的三氯醋酸，5% 氟尿嘧啶，涂擦于局部，不会经全身吸收，可应用于孕妇。

✦ 孕期患了生殖器疱疹对胎儿或新生儿有什么影响吗？

孕妇于妊娠 20 周前患生殖器疱疹，可以感染胎儿，导致流产；于妊娠 20 周后患本病感染胎儿，以低体重儿居多，也可发生早产。分娩时经产道感染，新生儿可表现为：发热、黄疸、水疱疹、痉挛、肝大、出血倾向，生后 10~14 天因全身状态恶化而死亡，幸存者多数遗留中枢神经系统后遗症。

✦ 病毒性肝炎对孕妇有什么影响吗？

妊娠合并病毒性肝炎，可加重妊娠反应，易导致妊娠剧吐。妊娠中、晚期合并病毒性肝炎，可加重肝脏损害，易发生为重症肝炎。

同时易增加妊娠期高血压疾病的发生率,分娩期易出现疲劳、肝功能损害、凝血功能异常,易发生产后出血,严重时可发生弥散性血管内凝血(DIC),可危及母婴生命。

✦ 病毒性肝炎会影响胎儿及新生儿吗?

妊娠早期患病毒性肝炎时,胎儿畸形发生率高,易导致流产。妊娠晚期患重症肝炎时,早产、死胎发生率明显升高,新生儿患病率和病死率升高。母婴传播以乙型肝炎为主,主要有宫内传播,产时通过产道传播,产后通过哺乳及唾液传播给新生儿,新生儿很容易转为慢性病毒携带状态,经过一定病程后可转为肝硬化和肝癌。

✦ 孕期肝功能异常怎么办?会传染给孩子吗?

孕期由于肝脏负担加重,或出现合并症时,少数孕妇肝脏功能异常,如果没有乙肝病毒感染,不会传染给孩子,如果指标不是很高,一般不需治疗,动态观察即可,产后一般很快恢复正常。而且只有当孕妇感染乙肝病毒,HBsAg、HBeAg、抗-HBc 三项阳性,或后两项阳性,会传染给孩子,不宜哺乳。乳汁 HBV-DNA 阳性者会传染给孩子,不宜哺乳;如母亲仅为 HBsAg 阳性,而 HBV-DNA 阴性,可以哺乳。

✦ 如果怀孕前乙肝两对半均为阴性,需要接种乙肝疫苗吗?接种乙肝疫苗期间怀孕了怎么办?

如果育龄妇女孕前筛查乙肝两对半均为阴性,最好在孕前接种乙肝疫苗。若在接种期间怀孕,无需特别处理,且可完成全程接种,因为乙肝疫苗对孕妇和胎儿均无明显的不良影响。

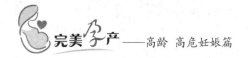
✦ 患乙型病毒性肝炎（HBV）的女性孕期需要治疗吗？

孕早期患急性肝炎，如为轻症应积极治疗，可继续妊娠；如为慢性活动性感染，妊娠后对母儿威胁大，治疗后予终止妊娠。

✦ HBV 感染的孕妇孕晚期需要应用乙肝免疫球蛋白（HBIG）吗？

孕晚期应用 HBIG 无预防母婴传播的作用，所以 HBV 感染的孕妇在孕晚期不必应用 HBIG。

✦ HBV 感染的孕妇能进行羊水穿刺吗？

乙肝携带者是乙肝病毒传播的原因之一，而这种传播主要是通过污染的血液或者血制品所致。而羊水穿刺的方法是在 B 超的导引下，将一根细长针穿过腹壁，子宫壁，进入羊膜腔，抽取羊水进行相关检查，如果穿刺时不慎导致胎儿皮肤受损，则有导致胎儿感染的风险。故原则上讲乙肝孕妇不能进行羊水穿刺。

✦ 如果分娩前没有筛查 HBsAg 或无法确定结果时怎么办？

最好出生后立即给新生儿注射乙肝免疫球蛋白（HBIG）进行被动免疫，同时出生后 24 小时注射乙肝疫苗进行主动免疫。如果有乙肝病毒感染的家族史，强烈建议对新生儿注射 HBIG。

✦ 妊娠合并病毒性肝炎饮食应注意什么？

妊娠合并病毒性肝炎饮食应加强营养，增加优质蛋白、高维生素、富含糖类、低脂肪食物的摄入。

✦ 妊娠合并病毒性肝炎为什么要关注情绪和性格的变化？

妊娠期肝脏抗病能力降低，肝脏负担加重，如果合并病毒性肝炎，易发生肝性脑病，它是病毒性肝炎的严重并发症；可以引起意识障碍、行为失常和昏迷，此病的前驱症状可以有性格改变、行为异常。

✦ 妊娠合并肝炎为什么会引起腹泻？

肝炎病毒感染主要侵犯肝脏，表现为肝实质细胞的变性坏死，导致肝功能下降，而肝脏负责大部分消化酶的生成，故引起胃肠功能紊乱，消化能力下降，导致腹泻。

✦ 妊娠合并肝炎为什么会觉得全身无力？

肝炎病毒感染后如果影响肝脏功能，导致消化道功能紊乱，表现为食欲缺乏、进食少，消化能力差，腹泻等，进而营养不良，故感觉全身无力。

✦ 妊娠合并肝炎为什么会引起出血不止？

肝脏是人体内多种凝血因子的合成场所，人体内 12 种凝血因子，其中最重要的纤维蛋白原、凝血酶原，凝血因子 Ⅱ、Ⅶ、Ⅸ、Ⅹ 都是在肝脏

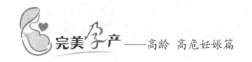

内合成的。肝病时可引起凝血因子缺乏，造成凝血时间延长及发生出血倾向。如果患有病毒性肝炎，严重影响肝脏功能时，会导致凝血因子严重缺乏，导致凝血功能发生障碍，如有出血，则血液自凝功能差，引起出血不止。合并肝炎的孕妇，孕期应注意安全、避免受伤、产后及时应用止血药物。

✦ 妊娠合并重型肝炎日常应注意什么？

重症肝炎病人原则上不宜妊娠，妊娠期重型肝炎患者，需保护肝脏功能，防止肝功能衰竭，配合医生积极预防和防治肝性脑病的发生，限制蛋白质的摄入，每日蛋白质摄入量应小于 0.5g/kg，增加糖类，增加维生素的供给，少食含脂肪高的食物，保持大便通畅以减少氨及毒素的吸收。

✦ 妊娠合并肝炎为什么要保持大便通畅？

肝性脑病是重症肝炎的严重并发症，孕期发生率大大增加。肝性脑病发生的原因是机体内氨代谢紊乱导致血氨增多。食物经胃肠消化吸收后，积存在肠腔，食物中含有氨的物质便从肠腔吸收入血，导致血氨增高，食物在肠腔积存时间越长，氨的吸收也就越多，便可引发肝性脑病。故保持大便通畅，及时排出粪便，可减少氨及毒素的吸收，防止发生肝性脑病。

✦ 妊娠合并肝炎饮食为什么要重视增加糖类的摄入？

妊娠合并肝炎时限制蛋白质的摄入，能量的供给以糖类为主，如糖类摄入少，能量减少，大脑内去氨活动停滞，使氨的毒性增强，更易发生肝昏迷。

✦ 妊娠合并肝炎饮食为什么要限制蛋白质的摄入？

蛋白质经过机体的分解可以产生氨，氨吸收增加可以诱发肝性脑病的发生。

✦ 妊娠合并肝炎饮食为什么要少食含脂肪高的食物？

高脂肪食物可延缓胃的排空，增加有毒物质的吸收，另外过多摄入高脂肪食物可增加肝脏的负担。

✦ 孕期如何预防发生病毒感染？

妊娠期鼻、咽、气管黏膜增厚，轻度充血、水肿，同时孕期免疫力降低，易发生上呼吸道感染，甚至肺炎，因此，孕妇应注意营养均衡，适当运动，提高抵抗力，注意保暖，远离吸烟场所，一旦有上呼吸道感染症状尽快就医。

✦ 孕期风疹病毒感染该怎么办？

风疹病毒可通过胎盘感染胎儿，阻碍胎儿器官及组织的正常分化，造成胎儿多组织损害，称先天性风疹综合征。其主要症状有：白内障等眼疾患、耳聋、心血管系统缺损、精神运动障碍、先天性紫癜等。故孕早期确诊孕妇患风疹后应劝告做流产，在孕中期和孕晚期确诊感染风疹后，如继续妊娠，应行B超除外胎儿畸形，并做胎儿超声心动图除外先心病。在婴儿出生后，做听力及眼科检查。

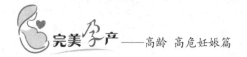
✦ 孕期发生子宫颈上皮内瘤变怎么办？

由于妊娠期间雌激素水平高，使宫颈柱状上皮外移至宫颈阴道部，使转化区基底细胞出现不典型增生类似原位癌改变，大部分患者为 CIN Ⅰ，而 CIN Ⅱ 或 CIN Ⅲ 仅 14%，它们在妊娠期无明显进展，故一般情况下，CIN 仅作观察，每间隔 4~6 个月做一次细胞学检查，产后复查后再处理。

✦ 孕期发生宫颈癌怎么办？

经锥切确诊的切缘阴性的 IA_1 期孕妇，可观察至孕晚期并经阴道分娩再进行治疗；孕 20 周之前诊断的 IA_2 期或更晚期病例，可连同胎儿一并进行根治性子宫切除术和盆腔淋巴结切除术；孕 28 周后诊断的 IA_2 期或更晚期病例，可延迟至胎儿成熟再行治疗，孕 20~28 周发现的 IA_2 和 IB_1 期病例，可以推迟至胎儿成熟后治疗，一般不影响预后。但所有病例必须在孕 34 周前终止妊娠。

✦ 子宫肌瘤对胎儿会有影响吗？

子宫肌瘤是否会对胎儿有影响，与肌瘤的大小及生长部位有关。子宫黏膜下肌瘤会影响孕卵着床，引起不孕及早期自然流产；肌壁间肌瘤过大使宫腔变形或内膜供血不足导致流产，肌壁间肌瘤过大影响胎先露下降导致胎位异常、胎盘前置或低置、产道梗阻，增加了剖宫产率。肌瘤过大出现变性会导致流产及早产。

✦ 子宫肌瘤在孕期会变大吗？

部分肌瘤由于妊娠期雌激素水平升高会明显增大，而且孕期易于发生红色变性，表现为剧烈腹痛伴恶心、呕吐、发热，肌瘤迅速增大、伴有压痛，一般采取保守治疗即可缓解。

✦ 孕期发生卵巢肿瘤怎么办?

孕早期发现卵巢囊肿,除外生理性囊肿,如体积较大,直径大于 5cm 者可等待至孕 12 周后手术切除,以免引起流产;孕晚期发现者,可等待至妊娠足月行剖宫产,同时切除肿瘤。若诊断或考虑为恶性肿瘤,应尽早手术及终止妊娠。

✦ 卵巢肿瘤对胎儿有影响吗?

孕期合并卵巢肿瘤,约 90% 为良性。早孕期瘤体较大嵌入盆腔引起流产,中孕期易并发卵巢肿瘤蒂扭转,晚孕期时可引起胎位异常。分娩时肿瘤位置深入骨盆可阻塞产道导致难产及肿瘤破裂,增加了剖宫产率。

✦ 精神分裂症患者孕期可以用药吗?

氯丙嗪致畸危险性不大,服用氯丙嗪孕妇的畸形率在基础畸形率范围内,但服用氟哌啶醇及氯丙嗪类药物,新生儿出生后会有撤药综合征,表现为激惹,伴喂食困难的伸舌,手姿势异常,头手脚的震颤,可持续 6个月。

✦ 抑郁症对胎儿有什么影响?

有文献报道,孕妇如果在怀孕 4~10 周情绪过度不安,可能会引起胎儿出现腭裂,就是俗称的兔唇。抑郁症患者的睡眠和食欲都很差,在营养上不能满足胎儿需要,会导致胎儿体重偏小。孕妇精神的突然变化,如一些惊吓,恐惧,忧伤,及精神的过度紧张,会导致体内循环系统的紊乱,有导致胎盘早剥,甚至会导致胎儿的死亡可能。据调查,严重焦虑的孕妇剖宫产及阴道助产的可能性都比正常产妇要高。孕妇的心理状态会直接影响到分娩过程及胎儿状况,若过分的紧张,焦虑,可能导致产程延长,新生儿窒息,胎儿宫

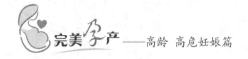
内缺氧，产后宫缩乏力，产后出血。

✦ 双子宫孕期对胎儿有什么影响？

可能会引起流产或早产，胎儿生长受限及胎位（如臀位）异常率发生增高。

✦ 双角子宫孕期对胎儿有什么影响？

双角子宫妊娠时易发生胎位异常，以臀先露居多，发育不良宫腔狭窄的双角子宫可能发生妊娠中期流产，或妊娠晚期早产。

✦ 癫痫患者孕期可以用药吗？

孕期用药，特别是服用西药，通过肝脏代谢，胎儿组织和胎盘容易导致抗癫痫药血清浓度降低，而不能控制发作，若增加剂量，对母亲和胎儿均有影响。特别是抗癫痫西药，胎儿致畸发病率2.2％~13.8％。常见有腭裂、唇裂、心脏异常。致畸的发生率一方面与母亲的年龄、家族史、病史（如糖尿病）等有关，另一方面与所用药物有关，特别是有些西药。为了防止胎儿致畸，最好服用中药，症状控制应在3年以上，年龄不超过35岁。患者或家族中有畸形遗传病者，不应生育，患者有流产、死产或生产出异常婴儿的，再产应格外小心。

分娩

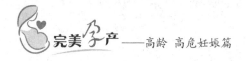
✦ 高龄妊娠可以自然分娩吗？

高龄初产是相对剖宫产指征，应综合评估孕妇年龄，如无其他合并症，胎儿不大，先露头位，入盆好，骨盆正常，可以经阴道分娩。但高龄产妇在产程中出现宫缩乏力，产程延长，产程停滞，中转改为剖宫产，产后出血等风险增加。

✦ 分娩前或剖宫产手术前如何改变胰岛素用法及用量？

手术前后、产程中、产后非正常饮食期间应停用所有皮下注射胰岛素，改用胰岛素静脉滴注，以避免出现高血糖或低血糖。

✦ 妊娠期糖尿病孕妇，血糖控制满意，什么时候住院分娩？

妊娠期糖尿病孕妇，无需胰岛素治疗，无其他并发症，可等待自然分娩，孕40周不能临产者，住院采取引产措施。

✦ 糖尿病孕妇使用胰岛素治疗，但血糖控制满意，无剖宫产指征，什么时候住院分娩？

胰岛素控制良好的孕妇，无其他合并症，可于孕38周后入院待产，如不能自然临产，孕39周后引产。

✦ 胰岛素控制不好的糖尿病孕妇，无剖宫产指征，什么时候住院分娩？

胰岛素控制不好的孕妇，可于孕 38 周后入院，采取引产措施。

✦ 糖尿病孕妇，有胎死宫内史，死产史或合并妊娠期高血压、胎盘功能减退，羊水过多、胎儿大于 3800g，什么时候住院分娩？

糖尿病孕妇，有胎死宫内史，死产史或合并妊娠期高血压，胎盘功能减退，羊水过多，胎儿大于 3800g，孕妇可于孕 38 周收住院，采取适当的分娩方式。

✦ 糖尿病分级为 D 级以上，伴胎儿生长受限者，什么时候住院分娩？

糖尿病合并妊娠，如出现视网膜病变、肾病、眼底有增生性视网膜病变或玻璃体积血或出现冠状动脉粥样硬化性心脏病时，宜在孕 32~34 周住院，根据病情终止妊娠，孕 35 周前或血糖控制不满意者，宜行羊膜腔穿刺，行泡沫震荡试验，并可予地塞米松 10mg 羊膜腔内注射，促胎肺成熟，减少新生儿呼吸窘迫综合征。

✦ 糖尿病孕妇能自然分娩吗？

糖尿病本身不是剖宫产指征。决定阴道分娩者，应制定分娩计划，产程中密切监测孕妇的血糖、宫缩、胎心率变化，避免产程过长，血糖异常，尿酮体阳性。

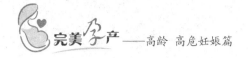

择期剖宫产的手术指征为：糖尿病伴严重微血管病变；或其他产科指征：胎儿窘迫、胎位不正、双胎妊娠、前置胎盘、剖宫产史；妊娠期血糖控制不好、胎儿偏大（尤其估计胎儿体质量≥4250g者）或既往有死胎、死产史者，应适当放宽剖宫产指征。

✦ 糖尿病产妇的新生儿如何加强护理？

糖尿病妈妈的新生儿出生后易出现低血糖，出生后立即查末梢血糖；新生儿按高危儿处理，注意保暖及吸氧；提早喂糖水、提早开奶，动态监测血糖变化，以便及时发现低血糖，必要时缓慢静点10%葡萄糖；常规查血红蛋白、血钾、血钙及镁、胆红素；密切注意新生儿呼吸窘迫综合征的发生；仔细检查新生儿，及时发现新生儿畸形。

✦ 如何护理高血压孕妇？

普通的高血压孕妇，无并发症出现者，注意休息，保证充足的睡眠，加强营养，多进食蛋白类，维生素类食物，多补钙，适当活动；

对于病情较重者，应该保持安静，拉上窗帘，避免声音、光线刺激，侧卧位休息，加床档，避免由于抽搐引起的倒地摔伤，应有专人照顾。

✦ 高血压孕妇能自然分娩吗？

对于普通的高血压孕妇，或无多个器官功能受损的轻度子痫前期，如无剖宫产指征，原则上可以阴道试产。

✦ 高血压孕妇什么情况下必须行剖宫产术？

重度子痫前期，病情较重，有较重的脏器损害，不能耐受产程刺激，分娩会加重病情，危及母儿安全，应行剖宫产术；子痫抽搐频繁或昏迷，药物难以控制者；宫颈条件不成熟，而急需终止妊娠者；妊娠 34 周以上并发胎盘早剥、前置胎盘、脑血管病变、肾衰及心衰、HELLP 综合征等，初产臀位、横位、头盆不称者；胎盘功能减退发生胎儿窘迫者均需行剖宫产术终止妊娠。

✦ 子痫前期的孕妇为什么必须使用硫酸镁？

高血压孕妇主要病理基础是全身小动脉痉挛，如果颅内动脉痉挛，血管自身调节功能丧失，则有抽搐的可能性，严重者可致母儿死亡，而硫酸镁可以解除血管痉挛、减少血管内皮损伤，同时使骨骼肌松弛，提高孕妇和胎儿血红蛋白的亲和力，改善氧代谢，所以必须使用硫酸镁以控制子痫抽搐及预防再抽搐，预防重度子痫前期发展为子痫，子痫前期临产前预防抽搐。

✦ 妊娠期高血压使用硫酸镁会有什么不适吗？

一般副反应为：有些孕妇会出现燥热，口渴，轻度头晕，头痛。

但如果用量过大，或短时间内镁离子浓度过高，则出现：膝腱反射消失，少尿，无尿，呼吸抑制，吞咽功能减弱，呼吸肌无力，重者孕妇镁离子中毒而死亡。所以孕妇也要加强自我监测，如有不适则随时告知医务人员。

✦ 妊娠后发现的普通高血压孕妇，什么时候终止妊娠？

对于普通的妊娠期高血压孕妇，如果血压控制满意，无其他并发症出现，胎儿宫内无异常，则孕 39 周后终止妊娠，可减少胎盘早剥，减少由于胎盘功能减退所致的胎儿宫内缺氧等并发症发生，也可减少由于血压升高对母儿的不良影响。

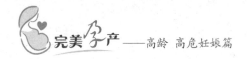

✦ 孕 25 周发现子痫前期，病情较重，还能继续妊娠吗？

小于 26 周的重度子痫前期患者，经治疗后病情不稳定，建议终止妊娠，因为随着孕周的增加，子痫前期的病情会逐渐加重，有时并发症出现的重且急，严重危及孕妇生命。

✦ 孕 27 周发现重度子痫前期，怎么办？

孕 26~28 周的重度子痫前期患者，收住院，综合评估，严密监测，同时予解痉、镇静、降压治疗 24~48 小时后，如果病情可以控制，而且儿科力量较强大，孕妇及家属对胎儿的期望值较高，经与其协商，充分交代早产儿的并发症及治疗的费用，可以期待治疗；如果病情较重，则不宜继续待产，可与其协商后终止妊娠。

✦ 孕 28~34 周之间发现的子痫前期，需要住院吗？什么时候终止妊娠？

早发型子痫前期，属于重度子痫前期范畴，治疗不及时或处理不当，一可以造成母亲心、脑、肺、肝脏的损害，导致严重的并发症；二可以造成胎盘早剥或胎儿窘迫，甚至胎死宫内，所以要收住院，严密监测，进行解痉、镇静、降压治疗，促胎肺成熟治疗，观察 24~48 小时，综合评估病情。根据结果决定。

1）如果多个器官功能受损，或出现胎儿宫内状况不良，如果估计胎儿体重大于 1200g，可积极终止妊娠。虽然为早产儿，但待在宫内的风险远远大于出生的风险，权衡利弊，应该果断让孩子出来，给他一个更有利于其生长发育的环境，否则后果很严重。

2）评估病情稳定，可以考虑期待治疗，如果医院医疗水平有限，应转诊至有早产儿救治能力的 2 级或 3 级医疗机构。

✦ 轻度子痫前期的孕妇，什么时候终止妊娠？

轻度子痫前期孕妇，病情稳定，血压不高，无多个器官受损，胎儿宫内状况满意，可在孕 37 周后终止妊娠。

✦ 高血压孕妇发生抽搐，什么时候让孩子出生？

高血压孕妇发生抽搐，应在子痫控制后 2 小时尽快终止妊娠。

✦ 妊娠期高血压孕妇为什么会发生心力衰竭？

妊娠期高血压孕妇，血压过高，加重心脏负担，导致心衰；贫血、低蛋白血症致水钠潴留，或治疗过程中扩容不当，补液过度，加重心脏负担，导致心衰；还有分娩时每次宫缩约 250~500ml 液体进入血液循环，导致回心血量增加，同时血压增高，导致心衰；而且宫口开全后，孕妇屏气用力导致肺循环压力增加；胎儿、胎盘娩出后子宫突然缩小，胎盘循环停止，回心血量增加；胎儿娩出后腹腔内压骤减，大量血液向内脏灌注，造成血流动力学急剧变化，孕产妇极易发生心衰。

另外，分娩后 3 日内，孕期组织间液也开始回到血管内，增加回心血量，孕期的心血管变化，还不能很快恢复至孕前状态，心脏不耐受，导致心衰发生。

✦ 高血压孕妇分娩时应注意监测什么？

要关注孕妇的自觉症状：保持安静，如出现头晕、头痛，恶心、呕吐，上腹不适，均提示病情较重，需增加降压药物，或提示出现并发症，需尽快

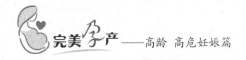

终止妊娠；

需要监测血压，每4小时监测血压及心率，动态监测尿量，甚至监测每小时尿量，如出现异常，则需缩短监测时间，或尽快终止妊娠；

监测子宫敏感性，观察阴道流水及流血情况，及时发现胎盘早剥；

加强胎心监测，及时发现胎儿窘迫，甚至胎盘早剥。

✦ 高血压孕妇分娩时产程和普通孕妇有何不同？

（1）宫颈条件成熟者，可行人工破膜加催产素静点；

（2）临产后注意观察孕妇自觉症状及胎儿宫内状况；

（3）第一产程保持安静，避免声光刺激；

（4）宫口开全后，可适当缩短产程，避免加重心、脑负担，出现并发症；

（5）高血压孕妇，一方面血压高可导致产后出血，另一方面血凝异常，也可导致产后出血，应加强预防；

（6）分娩后予苯巴比妥钠注射液肌注镇静治疗。

✦ 曾经做过心脏手术，应采取哪一种分娩方式？分娩前需要做什么？

首先应明确是何种心脏手术及手术后的心脏功能评估和孕期的综合评估。如果曾做过动脉导管未闭的导管结扎术或导管切断缝合术，以及因房（室）间隔缺损做过修补术，术后心功能Ⅰ～Ⅱ级、胎儿不大、胎位正常、宫颈条件良好，又无其他剖宫产指征的孕妇，可以在严密监护下经阴道分娩；但在产程中要安慰及鼓励产妇，消除紧张情绪，第一产程可予镇静治疗，严密观察心功能状况，宫口开全后避免用力屏气加腹压，可行会阴侧切术或产钳、胎头吸引助产缩短第二产程。

如心功能Ⅲ～Ⅳ级则应行剖宫产术。

✦ 妊娠合并心脏病的孕妇，如果医生建议阴道 分娩，需要注意什么？

尽量不要紧张，可选择自己舒适的体位。可选择硬膜外麻醉分娩镇痛术来减少因疼痛加重的心脏负担。分娩时可采取半坐位或侧卧位，避免仰卧位。避免用力屏气。产后避免情绪激动，尽量保持心态平静。

✦ 妊娠期心脏病阴道分娩在第一产程时需要注 意什么？

避免紧张，保证必要的休息，医生会适当的使用一些药物帮助产妇保持安静，并行分娩镇痛减轻宫缩带来的疼痛感，以消除由于疼痛引起的焦虑、烦躁。

✦ 妊娠期心脏病阴道分娩第二产程时需要注意 什么？

宫口开全后，尽量避免屏气用力增加腹压，增加心脏负担，医生会采取会阴侧切术或产钳、胎头吸引助产缩短第二产程。在胎儿娩出后，会在腹部放置砂袋，防止血循环骤然增加致心力衰竭。

✦ 孕期出现房（室）性早搏，需要进行什么检 查？还能阴道分娩吗？

孕期发生心律失常时，首先行超声心动图检查以除外心脏结构异常及心功能的判断，同时行动态心电图检查以综合判断，以除外生理因素导致心律失常，并根据结果解释病情或必要时进行药物治疗。如心功能良好，且无其

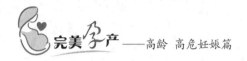

他剖宫产指征，可在严密监护下阴道分娩。

妊娠合并动脉导管未闭或先天性肺动脉口狭窄孕妇采用何种分娩方式为宜？

①动脉导管未闭但口径较小、无右向左分流、无肺动脉高压者；或先天性肺动脉口狭窄孕妇无并发妊高症及产科问题，心功能Ⅰ～Ⅱ级可妊娠足月经阴道分娩。

②动脉导管未闭，如果出现右向左分流或出现肺动脉高压者，易发生心衰，不宜妊娠，如已妊娠，则应在早期终止妊娠；重度肺动脉口狭窄易发生右心衰竭，应在孕前行手术治疗，如未手术矫正者妊娠，应该在孕早期终止妊娠。

妊娠合并房（室）间隔缺损孕妇采用何种分娩方式为宜？

①若房（室）间隔缺损小、心功能良好者，可妊娠足月经阴道分娩。

②若房（室）间隔缺损大，孕期易发生心衰，孕产妇死亡率高，孕前应行手术矫正，如未矫正而妊娠，应在早期流产终止妊娠；如未矫正而妊娠，错过流产时间，孕期经过顺利，应在孕36~38周住院，择期行剖宫产术。

风湿性心脏病孕妇分娩时，剖宫产或阴道分娩哪一种方式更好？

①轻度的二尖瓣狭窄，轻度的主动脉瓣狭窄及关闭不全，心功能Ⅰ～Ⅱ级者可耐受阴道分娩，如瓣膜狭窄严重，则易发生心衰和肺水肿，故孕妇和胎儿死亡率高，应在孕前行矫正手术，如已妊娠，应在孕早期流产终止

妊娠。

②二尖瓣关闭不全，如心功能Ⅰ～Ⅱ级者可阴道分娩。

③以上几种疾病，当心功能Ⅲ～Ⅳ级或存在产科指征时，均应行剖宫产。

✦ 妊娠合并肾脏疾病可以自然分娩吗?

不同肾脏疾病对母儿的影响不同，需根据对母儿影响程度决定分娩方式。如果并发妊娠期高血压疾病，血压达到 160/110mmHg 时，或出现胎盘功能减退时，则需急诊行剖宫产术。

✦ 肾病孕妇何时分娩合适?

①肾病孕妇，如果病情较轻，仅有蛋白尿，则孕 32 周后应收住院治疗，加强监护，监测血压、眼底、肾功及尿液浓缩、胎盘功能等情况，如无并发症出现，则孕 36 周后终止妊娠，因此时胎儿已基本成熟，继续待产出现高血压、胎死宫内和肾功能下降的风险逐渐增加，且易导致不良妊娠结局，应尽早终止妊娠。

②如孕 32 周后出现肾功能进行性下降、胎盘功能减退，胎儿已成熟，或出现妊娠期高血压疾病，血压达到 160/110mmHg，则积极行剖宫产术终止妊娠。

✦ 甲状腺疾病，需提前分娩吗?

患甲状腺疾病的孕妇症状能控制者，可等待自然分娩，分娩方式按产科指征决定。分娩后新生儿监测甲功。

✦ 甲状腺疾病何种情况需提前终止妊娠?

多数患者经治疗后能胜任分娩，但如甲亢重症患者需每天服用 PTU400mg，

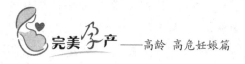

或他巴唑 30mg，疗效不满意者；或合并心衰，应积极治疗后终止妊娠。

✦ 分娩对甲状腺疾病有什么影响？

分娩主要是对重症甲亢有影响，表现为甲状腺危象，分娩或手术应激反应导致该病出现，表现为：高热（体温大于 39℃）、心率增快（每分钟大于 160 次）、气急、大汗淋漓、心律不齐、呕吐、腹泻、谵妄、昏迷、心力衰竭等现象。需口服抗甲状腺药物，抑制甲状腺素释放，地塞米松，对症治疗：吸氧、降温、补液、广谱抗生素预防感染、强心、纠正电解质紊乱等。

✦ 系统性红斑狼疮可以自然分娩吗？

系统性红斑狼疮患者，如果受孕时病情稳定，无心、肝、肾等功能受损，胎儿不大，宫颈条件成熟，且无其他剖宫产指征，可以在严密监护下自然分娩，但产时、产后需加大激素用量。如果孕期出现内脏功能受损或免疫指标明显升高，或存在其他剖宫产指征，则需行剖宫产术终止妊娠。

✦ 系统性红斑狼疮产时如何处理？

临产前或剖宫产前给予冲击剂量的糖皮质激素，有助于代偿此类患者可能出现的肾上腺皮质功能不全。8 小时静脉注射氢化可的松 100mg，连续 3 次。

✦ 患有类风湿关节炎可以自然分娩吗？

类风湿关节炎如果单纯累及手足小关节，引起疼痛和肿胀，可以选择自然分娩；当病变累及关节外的脏器和组织，引起心肌炎、心包炎、脑血管病变时，则应选择剖宫产结束分娩。

✦ 梅毒患者可以自然分娩吗?

孕妇患梅毒,胎儿在经过软产道时可以发生感染梅毒。应尽量选择剖宫产结束分娩。

✦ 淋病可以自然分娩吗?

未经治疗的淋病孕妇,在自然分娩时可经产道感染胎儿,可引起新生儿淋菌性结膜炎,并可发生新生儿播散性淋菌感染,同时发生口腔、肛门、生殖器、及脐部感染,并发症多且重,故应尽量选择剖宫产结束分娩。

✦ 尖锐湿疣患者可以自然分娩吗?

孕期尖锐湿疣病灶质地脆弱,受触碰、挤压易出血,如果病灶位于外阴、阴道、宫颈,体积较大,经阴道分娩时易发生出血,甚至发生严重的软产道裂伤,易造成大出血,或病灶较大,堵塞软产道,应该行剖宫产术,而同时胎儿在经过软产道时,由于吞咽含病毒的羊水、血液或分泌物而感染,也应该选择剖宫产结束分娩;如果经治疗后外阴、阴道及宫颈无明显的尖锐湿疣病灶,可经阴道分娩。

✦ 生殖器疱疹患者可以自然分娩吗?

生殖器疱疹可经产道感染新生儿,引起严重的并发症,病死率高,即使幸存,多数遗留中枢神经系统并发症,所以如果软产道有疱疹病变应行剖宫产术,即使病变已治愈,初次感染发病不足 1 个月者,也应该行剖宫产终止妊娠。如果是复发型生殖器疱疹,是否行剖宫产术,目前无定论,可与家属协商决定是否行剖宫产术结束分娩,但病程超过 1 周的复发型生殖器疱疹,可经阴道分娩,但分娩时应避免有创的干预措施如:人工破膜、使用头皮电极、胎头吸引器或产钳术,以减少新生儿暴露于疱疹病毒的机会。

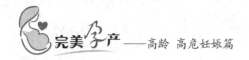
✦ 妊娠合并肝炎可以自然分娩吗？

经过产道感染是新生儿感染乙肝的主要途径，占 40%~60%，主要是胎儿通过产道时吞咽含有乙肝表面抗原的血液，羊水、阴道分泌物，或分娩时胎盘绒毛破裂，母血漏入胎儿血循环，故剖宫产较好；但并不是所有乙肝孕妇均需剖宫产，乙肝小三阳，如果 HBV-DNA 阴性，传染性很低，故可以经阴道分娩，但需要尽可能避免阴道损伤或擦伤，采取措施缩短第二产程。而且，新生儿出生后可以进行肌肉注射乙肝免疫球蛋白和乙肝疫苗进行主动和被动免疫，以阻断乙肝病毒感染。而重症肝炎，母儿耐受力差，分娩可加重肝脏负担，宜行剖宫产术结束妊娠。

✦ 宫颈糜烂可以自然分娩？

宫颈糜烂，其实质是在雌激素的作用下，宫颈管黏膜外移，即宫颈管柱状上皮及其下的间质成分达到宫颈阴道部，妊娠使原有的宫颈糜烂看似加重，它可以不伴宫颈上皮内瘤样病变，即使合并宫颈病变，但一般不会癌变，故不会影响分娩方式，但自然分娩时可能发生接触性出血、宫颈裂伤和宫颈渗血。

✦ 宫颈病变可以自然分娩吗？

一般宫颈的病变如宫颈糜烂样改变、宫颈上皮内瘤样病变等可以自然分娩，产程中注意阴道出血情况，产后注意检查宫颈有无裂伤、宫颈渗血等。

✦ 宫颈锥切术后可以自然分娩吗？

宫颈锥切术后，病理除外宫颈癌变，可以自然分娩，宫颈锥切术后宫颈的长度会缩短，只要宫颈内口的功能不受影响，是可以等到足月的；但宫颈锥切术后可能引起宫颈瘢痕挛缩，影响宫口扩张，故明确分娩方式时应充分评估宫颈条件，产程中要注意观察宫颈扩张情况，注意避免宫缩过强导致宫颈裂伤、甚至子宫下段裂伤。

✦ 患有子宫肌瘤可以自然分娩吗？

子宫肌瘤对分娩的影响主要与肌瘤的部位及大小有关。如肌壁间肌瘤过大影响胎先露下降导致胎位异常、胎盘前置或低置、产道梗阻，则需行剖宫产术；如果瘤体不大，数目不多，不影响子宫收缩，一般都能自然分娩，注意预防产后出血。

✦ 卵巢肿瘤可以自然分娩吗？

如果瘤体较大，位于胎头下方，可阻塞产道，影响胎儿娩出，应该行剖宫产术结束分娩；如瘤体不大，一般可经阴道分娩，但应注意肿瘤破裂或扭转，产后应注意避免突然体位改变，防止肿瘤扭转。

✦ 双子宫可以自然分娩吗？

双子宫畸形，分娩时未孕侧子宫可能阻碍胎先露部下降，双子宫多合并胎位不正，使剖宫产率增加；另外子宫对称性及极性消失，可发生宫缩乏力，导致产程停滞几率高，产后出血几率高，故一般行剖宫产术结束分娩。

✦ 双角子宫可以自然分娩吗？

双角子宫只要符合自然分娩的指标，如孕妇正常骨盆、产力和胎儿大小，是完全可以自然分娩的，双角子宫不是手术指征，但双角子宫容易导致子宫乏力型产后出血。

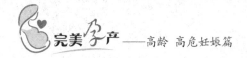

✦ 癫痫病人可以自然分娩吗?

如果孕前癫痫症状得到控制,孕期也没有发作,胎儿不大,宫颈条件成熟,且无剖宫产指征,是可以阴道试产的,但是要严密监测产程及产妇的一般状况,如果产程进展顺利是可以考虑顺产的;如果产程进展不顺利,则及时行剖宫产术。如果癫痫症状控制不佳,分娩时的疼痛刺激会引起癫痫发作,需择期行剖宫产术。

✦ 患有精神病的孕妇可以自然分娩吗?

精神病孕妇一般由于认知与沟通较为困难,一度认为精神病孕妇不能经阴道试产,对于精神病孕妇的分娩方式目前仍存在一定的争议。但如果精神病孕妇在产前、产时能较好地控制精神病症状,可进行有效沟通,且无剖宫产指征,可进行阴道试产,经阴道分娩是相对安全的,产时给予药物和心理治疗及无痛分娩;对发作期的患者征求家属意见,适当放宽剖宫产指征,以保障母婴安全。

产后

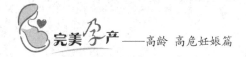

✦ 自然分娩后或剖宫产后还需要使用胰岛素吗？

产后血糖控制目标以及胰岛素应用，参照非妊娠期血糖控制标准。

①妊娠期应用胰岛素的产妇：

宫产术后禁食或未能恢复正常饮食期间，予静脉输液，胰岛素与葡萄糖比例1：4~6，同时监测血糖水平及尿酮体，根据监测结果决定是否应用并调整胰岛素用量。

一旦恢复正常饮食，应及时监测血糖，血糖水平显著异常者，应用胰岛素皮下注射，根据血糖水平调整剂量，所需胰岛素的剂量一般较妊娠期减少（1/3~1/2）。

②妊娠期无需胰岛素治疗的GDM产妇：

产后可恢复正常饮食，但应避免高糖及高脂饮食。

✦ 分娩出院后多长时间再复查血糖？

如分娩后血糖控制不满意，则需请内分泌科医生指导治疗，出院后遵内科医生就诊复查。产后42天复查OGTT，如空腹血糖≥7.0mmol/L，应视为PGDM，建议转内分泌专科治疗。

✦ 孕期患有糖尿病，会终生患糖尿病吗？

糖尿病孕妇再次妊娠时，复发率高达33%~69%，远期患糖尿病的风险高，约17%~63%将发展为Ⅱ型糖尿病，心血管系统疾病发生率高。糖尿病及其子代是糖尿病的高危人群，通过改变生活方式、合理饮食、适当运动、鼓励母乳喂养和药物治疗，可使糖尿病产妇患糖尿病的风险减少50%以上。

✦ 高血压孕妇产后有什么注意事项?

产后仍应注意休息,同时继续降压治疗,如产后血压高于 150/100mmHg,则应继续降压治疗,并将血压控制在 140/90mmHg 左右;

继续监测血压、尿蛋白,依据病情监测相应指标;

子痫前期者,产后应继续使用硫酸镁,预防产时及产后子痫;重度子痫前期,产后应继续使用硫酸镁 24~48 小时;

产后预防感染;

在重要脏器功能恢复正常后方可出院;

重度子痫前期,产后血压仍过高,控制困难者,夜间可减少喂奶次数。

✦ 高血压孕妇产后多长时间血压可以恢复正常?

产妇出院后定期复查血压,直至产后 12 周,如血压正常,则视为普通产妇,如血压仍高,则诊断为慢性高血压,建议到综合医院内科就诊,进行系统、规范的治疗。

✦ 妊娠期高血压产妇产后为什么要保持环境安静?

病房内光线应暗淡安静,产妇应卧床休息保证充足睡眠,以免引起血压持续升高,发生抽搐。

✦ 妊娠期高血压产妇为什么要注意保持情绪稳定?

妊娠期高血压孕妇常会在情绪激动之后感到各种不适,比如头晕、耳鸣、心慌、乏力,这是因为情绪激动导致血压升高。如血压急剧升高则有发

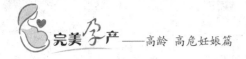

生颅内出血的风险。

✦ 妊娠期高血压产后特别注意的自觉症状有什么？

产后应特别注重有无头痛、头晕、眼花、恶心、呕吐、胸闷、憋气等不适，以及时发现血压升高带来的并发症：高血压脑病、颅内出血、失明、心功能异常等。

✦ 妊娠期高血压产后为什么容易发生急性心衰？

产后由于子宫胎盘循环停止，大量血液进入血液循环，同时腹压骤降和孕期体内组织中潴留的液体大量迅速进入血液循环，回心血量增加，加重心脏负担，高血压产妇长期处于高血压状态，更加重了心脏负担，故更容易导致产后急性心衰的发生。

✦ 妊娠合并高血压产后饮食需要注意什么？

产后少食高脂肪食物，应以低盐、清淡为主，避免暴饮暴食，一定要多食水果和蔬菜。

✦ 妊娠合并高血压产后饮食还需要限盐吗？

需要。产后一定要坚持低盐的饮食原则，低盐饮食对高血压的预防和治疗有着十分重要的作用。

✦ 妊娠合并高血压产后为什么要注意保持大便通畅？

产后一定要保持大便的通畅，养成良好的排便习惯，防止排便用力导致血压升高，引起意外。

✦ 妊娠期高血压产妇产后为什么会发生血栓性静脉炎？

妊娠期高血压产妇产后发生血栓性静脉炎与妊娠期特有的生理状态有关。妊娠期机体凝血因子增加，而抗凝及纤溶活性下降，血液处于高凝状态；加之，增大的子宫压迫盆腔血管，影响下肢静脉血回流，导致血流淤滞。以上因素共同构成妊娠期血栓前状态，如产妇体质虚弱、营养不良、孕期贫血等易感染因素，在此基础上如出现某些妊娠合并症，如妊娠期高血压疾病，全身小动脉处于痉挛缺血的状态，易导致血管损伤，使血管内皮细胞释放组织因子而促进血凝，加之，手术创伤可引起血小板反应性改变。厌氧菌感染产生肝素酶降解肝素，使局部血呈高凝状态；剖宫产术后或正常产后长期卧床可造成下肢静脉血液回流缓慢；手术、感染常致静脉壁损伤；产后摄入量不足，血液相对黏稠，可增加血栓形成的机会，故产后更易产生血栓性静脉炎。

✦ 产后发生血栓性静脉炎对产妇有什么危害？

由于妊娠期特有的生理状态，加之发生妊娠合并症或并发症，及产后活动少，进食少，导致容易发生血栓性静脉炎。如果发生在盆腔内静脉，则常侵及子宫静脉、卵巢静脉、髂内静脉、髂总静脉及阴道静脉，厌氧菌为常见细菌。一般单侧发病，产后1~2周发病，表现为：寒战、高热，症状可持续数周或反复发作。如发生在下肢，病变多在股静脉、腘静脉或大隐静脉，

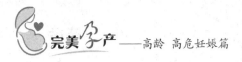
多继发于盆腔炎，表现为弛张热，下肢持续性疼痛，局部压痛或触及硬索状物，血液回流受阻，引起下肢水肿，皮肤发白；如感染血栓脱落进入血循环，可引起脓毒血症，引起感染性休克，迁徙性脓肿（肺脓肿、左肾脓肿），若病原体大量进入血循环，可形成败血症，表现为持续高热，寒战，全身中毒症状，可危及生命。

✦ 妊娠期高血压产后如何预防发生血栓性静脉炎？

首先孕前，临产前2个月避免性生活及盆浴，加强营养，增强体质，及时治疗外阴炎及阴道炎；孕期重点防治高血压，尤其是子痫前期的防治，控制血压在正常范围之内；产时避免胎膜早破、产道损伤及产后出血，严格无菌操作，正确掌握手术指征，保持外阴清洁，必要时予广谱抗生素预防感染；产后早期下床适当活动，剖宫产术后患者尽早在床上翻身、伸屈肢体等运动，是预防发生产后血栓性静脉炎的有效办法。

✦ 产后发热怎么办？

产后体温多正常，如产程延长，产妇过度疲劳，饮水少，可出现低热，但多不超过38℃，大多在产后24小时后恢复正常。在产后3~4天，由于乳房胀痛也可引起发热，乳汁分泌通畅后即可恢复正常。如体温持续24小时以上不下降者，在除外生殖道以外的系统感染后，应考虑有产褥感染的可能。

✦ 产后为什么会发生产褥感染？

任何削弱产妇生殖道和全身防御能力的因素均可成为产褥感染的诱因。如产妇营养不良、贫血、胎膜早破、羊膜炎、产科手术操作、产道损伤、产后出血等。

✦ 发生产褥感染有什么症状？

发生产褥感染时，首先表现为发热，由低热发展至高热，温度持续不降，因感染部位、感染程度不同而表现不同，但一般都会有感染部位的充血、红肿、疼痛、压痛，伴脓性分泌物流出，可有异味，伴白细胞升高，分泌物细菌培养阳性，如果感染扩散到盆腔，则会发生严重的全身中毒症状，如高热、恶心、呕吐、腹胀，如治疗不彻底可发展为慢性盆腔炎导致不孕。

✦ 产后如何预防发生产褥感染？

建立良好的个人卫生习惯，大小便后及时清洗，勤换会阴垫。临产前2个月避免性生活及盆浴。加强营养，增强体质。及时治疗阴道炎及宫颈炎等慢性疾病及并发症。避免胎膜早破、滞产、产道损伤与产后出血。消毒产妇用物，接产严格无菌操作，争取掌握手术指征，保持外阴清洁，必要时予广谱抗生素预防感染治疗。

✦ 产后体温升高是发生了产褥感染吗？

产褥感染是指分娩及生殖道受病原体侵袭，引起局部或全身感染，其发生时间为分娩24小时后至以后的10天内。产后体温升高的原因还可能为生殖道以外的系统感染，如：急性乳腺炎、上呼吸道感染、泌尿系感染、血栓性静脉炎等引起。

✦ 发生产褥感染时为什么需要取半坐卧位？应该自我监测什么？

采取抬高床头或半卧位的目的是为了促进恶露引流，或使炎症局限于盆

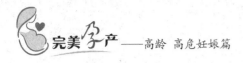

腔。产妇本人要注意观察：恶露的颜色、性状和气味，它们反映了产褥感染的严重程度。

✦ 为什么产后容易发生尿潴留？

产后产妇常常因会阴伤口疼痛，卧床小便不习惯，产后疲乏，以及分娩过程中膀胱受胎头压迫时间过长，导致功能减退等原因，影响顺利排尿，导致尿潴留的发生，如果产程中已经发生尿潴留，且膀胱内残留尿液越多，分娩后发生尿潴留的几率越大。

✦ 产后发生尿潴留怎么办？

产后发生尿潴留，可坐起或下床解小便，用温开水冲洗外阴或听流水声可诱导排尿反射；热敷下腹部或按摩膀胱，刺激膀胱肌收缩；针灸关元、气海、三阴交等穴位；艾条灸肚脐周围；肌注甲硫酸新斯的明，兴奋膀胱肌促使其排尿；如以上方法均无效，则需导尿，并保留尿管1~2天。

✦ 产后发生尿潴留对产妇有什么影响？

发生尿潴留时，膀胱内尿量明显多于正常，充盈的膀胱可压迫子宫，可影响子宫收缩，导致产后出血的发生；如膀胱内尿液过多，有发生膀胱破裂的风险；如反复尿潴留，则有张力性尿失禁的可能性。

✦ 为什么产后容易发生便秘？

由于产后卧床休息、肠蠕动减少、腹壁及盆底肌肉松弛，食物中缺乏纤维素类食物，故易发生便秘，加之产妇可能因侧切伤口或剖宫产切口疼痛，使其排便时不敢用力，不敢下地活动而躺着排便，更加重了排便的困难而便秘。

✦ 产后发生便秘怎么办？

产后多饮水、多吃富含纤维素类的蔬菜类、水果，尽早下床活动，可以预防便秘的发生，如发生便秘，可口服乳果糖口服液、石蜡油软化大便，开塞露纳入肛门内协助排便。

✦ 产后为什么要多饮水、多排尿？

产后饮水少，会发生泌尿系统感染，因产后尿道和膀胱张力降低，对尿液充盈不敏感，或者因喝水少、会阴部伤口疼痛不敢排尿、致排尿少，容易造成尿潴留，而易发生细菌感染。

✦ 产后为什么容易发生泌尿系统感染？

女性尿道短、直，尿道口与肛门靠近。产后机体抵抗力低，细菌容易从尿道外口侵入，首先感染膀胱，随后再沿输尿管上行感染肾脏，发生泌尿系感染。

✦ 产后为什么容易发生膀胱炎？

分娩过程中，膀胱受压引起黏膜充血、水肿，容易发生膀胱炎。

✦ 产后发生膀胱炎有什么症状？

膀胱炎多在产后2~3天出现，产妇有尿频、尿急、尿痛，排尿时会有烧灼感或排尿困难。

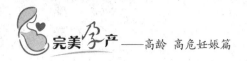
✦ 产后发生泌尿系感染应该怎么办？

应多卧床休息，多饮水，多排尿，进食营养丰富、易消化、少刺激食物。同时配合医生进行药物治疗

✦ 肾病产妇产后饮食起居应注意什么？

对于能够平安分娩的肾炎产妇，产后需要认真休息，不能劳累，母婴都要得到关心和照料。

✦ 肾病产妇产后还需要内科检查吗？

产后需要定期到肾内科检查，测血压、化验尿常规、肾功能等，以防止部分患者在产后忙于育儿，忽略自我保护而使肾炎恶化。

✦ 急性肾盂肾炎产后还要复查吗？多长时间复查合适？

急性肾盂肾炎的抗生素疗程 2~4 周，治疗期间每周复查尿常规和尿培养。产后也需要复查，产后 6 周复查尿常规，若尿常规异常再做尿培养。

✦ 我是一名患有 Graves 病的孕妇，那么我的孩子患有甲亢的几率是多大？

患有 Graves 病的孕妇，胎儿和新生儿患甲亢几率约 1%。

✦ 我的孩子如果患有甲亢，多长时间可以恢复正常？

Graves 病产妇的孩子一旦患了甲亢，可以延至产后 4 个月，随着新生儿 TSAb 的消失，甲亢缓解。

✦ Graves 病产妇，哺乳期如何治疗？

哺乳期间适量服用 ATD（抗甲状腺药物）是安全的，首选 MMI，PTU 作为二线药物，哺乳后分次服用，同时监测婴儿的甲功。主要是考虑 PTU 的肝脏损害作用较大。

✦ 甲减产妇产后如何治疗甲减？药物用量如何变化？

继续口服左旋甲状腺素，将剂量减半服用，产后 6 周复查 TSH 水平，调整 L-T4。

✦ 患有产后甲状腺炎，产后会恢复正常吗？

患有产后甲状腺炎的妇女约 20% 的患者可成为永久性甲减。

✦ 妊娠期、哺乳期每天的碘摄入量多少合适？每天额外补充多少碘合适？

为保证碘的摄入量，妊娠期、哺乳期每天至少保证 250ug 的碘摄入量。除正常饮食内所含的碘外，每天需额外补充 150ug 碘才能满足需求。

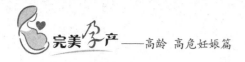

✦ 先天性甲状腺功能减退症何时筛查？

应当在新生儿出生后 48h~7d 进行筛查，最好是出生后 48h~4d 内进行。

✦ 发现孩子为先天性甲状腺功能减退症，什么时候开始治疗？

出生后 2 个月内开始，越早越好，治疗目标是：TSH < 5mIU/L，TT4、FT4 维持在参考值的 50% 上限水平。

✦ 多胎妊娠产后会发生产后出血吗？

多胎妊娠由于孕期子宫过度膨胀，子宫肌纤维过度伸展，故产后易引起宫缩乏力，导致产后出血。

✦ HBV 感染的孕妇在宝宝出生后需要立即检查乙肝两对半吗？

对无肝炎症状的新生儿，不建议在 6 月龄前检测 HBV 血清标志物。

✦ HBV 感染的孕妇宝宝出生后如何预防 HBV 感染？

①孕妇 HBsAg 阴性时，无论 HBV 相关抗体如何，新生儿正规接种疫苗，不必使用 HBIG。

②孕妇 HBsAg 阳性时，无论 HBeAg 阳性还是阴性，新生儿必须及时注射 HBIG 和全程正规接种乙肝疫苗。HBIG 需要在出生后 12h 内（理论上越早越好）

使用，然后生后 1 个月和 3 个月再分别进行一次注射 HBIG。

③如果孕妇 HBsAg 结果不明，有条件者最好给新生儿注射 HBIG。

✦ 新生儿出生时检查乙肝五项没有问题就证明没有被传染上乙肝吗？

新生儿出生时虽然乙肝五项检查为阴性，但 2~4 个月后仍会有一大部分发展为 HBsAg 阳性，发生肝炎。

✦ HBsAg 阳性母亲的宝宝出生后如何随访？

婴儿 7~12 个月时，检测乙肝两对半。

①若 HBsAg 阴性，抗 –HBs 阳性，预防成功，有抵抗力；

②若 HBsAg 阴性，抗 –HBs 阴性，预防成功，但需再接种 3 针疫苗方案；

③若 HBsAg 阳性，预防失败，成 HBV 慢性携带者。

✦ 合并心脏病产妇，在宝宝出生后，是不是就没有危险了？

不是，此时是发生急性肺水肿、心力衰竭的最危险时期，所以更应注意自我监测。如果产后不能下床活动时，可在床上适量翻身、进行四肢活动预防血栓形成。注意饮食应清淡，不可过饱、防止便秘的发生，保证充分休息，减少疲劳，防治诱发心衰的因素。分娩后经医生评估并同意出院时方可出院。

✦ 曾经做过心脏手术，分娩后应该注意什么问题？

分娩后尽量避免情绪激动，同时建议使用术后镇痛治疗，减少疼痛刺激

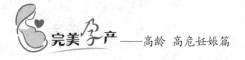

而引发的焦虑、恐惧等心理障碍。

✦ 曾经做过心脏手术，分娩后应该采取哪一种避孕措施？

应根据手术后心脏功能分级，决定是否采取避孕或绝育。如果为心功能Ⅰ～Ⅱ级者，可以采取避孕；如果为Ⅲ级及以上者，不宜再妊娠，应该实施绝育手术。

✦ 曾经做过心脏手术，分娩后为什么要实施绝育手术？

心功能Ⅲ级及以上者，不宜再妊娠，应该实施绝育手术，同时因为：①甾体类避孕药易诱发心肌梗死、高血压、血栓栓塞等，且避孕药可干扰抗凝药物的作用；②宫内节育器有发生细菌性心内膜炎的可能，且在抗凝药物的作用下可引起子宫出血；心脏瓣膜置换术后或进行心脏移植的病人不宜应用宫内节育器；③外用避孕药具，副作用不大，但避孕效果不够理想。

✦ 系统性红斑狼疮患者分娩后如何处理？

监测 SLE 恶化迹象，分娩后立即开始维持治疗，用药剂量与孕期相似，新生儿体检检查有无 SLE 表现。

✦ 类风湿关节炎分娩后如何处理？

监测其恶化迹象，风湿病专家会诊，行风湿相关化验检查，多需要继续药物治疗。

系统性红斑狼疮对新生儿有什么影响吗？

系统性红斑狼疮可使新生儿免疫力低下，导致新生儿发生骨髓抑制，阻塞性黄疸等。

梅毒对新生儿有什么影响吗？

可以导致先天性梅毒儿的发生，先天性梅毒儿病情较重，病死率和致残率非常高。基于新生儿梅毒的严重，孕前及孕期产检非常重要，以杜绝或减少新生儿先天性梅毒儿的出生。

尖锐湿疣产后如何选择治疗？

妊娠合并尖锐湿疣的病因是孕妇机体免疫功能受抑制，孕期阴道分泌物增多和外阴部湿润、温暖，导致孕妇容易患尖锐湿疣。于妊娠期病灶增长快，多数病灶于分娩后缩小或自然消退。故产后随访后酌情处理。

妊娠合并子宫肌瘤者，产后注意事项有哪些？

一方面较大的肌壁间肌瘤可使子宫收缩不良，导致产后出血，应注意阴道出血情况；另一方面，如果子宫肌瘤较大，在产后易发生子宫肌瘤红色变性，它是一种特殊的子宫肌瘤坏死，表现为剧烈的腹痛伴恶心、呕吐、发热、白细胞增高，检查可发现肌瘤迅速增大，压痛明显，应注意观察相关情况。

妊娠合并卵巢囊肿者产后应注意哪些问题？

分娩后子宫迅速缩小，使腹腔空间增大，卵巢活动范围增大，如有突然

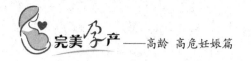
的体位改变，可能易引起卵巢囊肿蒂扭转，所以应注意避免突然的体位改变，注意产妇有无突然的一侧下腹剧烈疼痛、恶心、呕吐等情况，以及时发现卵巢囊肿蒂扭转。

✦ 抑郁症对新生儿有什么影响？

抑郁症的母亲不愿抱婴儿，或不能给婴儿有效的喂食及观察婴儿的反应，忽略婴儿的交往信号，这种情况对于前3个月的婴儿易出现行为困难，紧张，较少满足感，易疲惫，动作发展不良等影响，对于后期的婴儿（12~19个月），母亲抑郁症对于婴儿的认知能力，性格发展，精神和运动发展有不良影响。

✦ 产后抑郁症的治疗有哪些？

治疗方法主要有：①一般教育及基础照顾：对其进行必要的孕期、分娩和产后健康知识的宣教，产后随访，鼓励有抑郁症状的母亲接受正规治疗，改善孕产妇的精神状态。②心理治疗：对于轻型的，无功能损害的患者可单独使用心理治疗；对于重度抑郁患者可作为辅助治疗方法。对于妊娠期及哺乳期拒绝使用药物治疗的患者也有帮助。③药物治疗。

✦ 服用精神病药物可以哺乳吗？

传统的抗精神病药物用于哺乳期妇女时，哺乳的有利效应大于对婴儿的不利效应，推荐哺乳。

✦ 产后抑郁症的诊断标准是什么？

诊断标准：在产后2周内出现下列症状的5条及5条以上，必须具备①或②，且持续2周以上，在产后4周内发病，患者自感痛苦或患者的社会功能已经受到严重的影响。症状包括①情绪抑郁；②对全部或多数活动明显缺乏兴趣或愉悦；③体重显著下降或增加；④失眠或睡眠过度；⑤精神运动性兴奋或阻滞；⑥疲劳或乏力；⑦遇事感毫无意义或自罪感；⑧思维能力减退或注意力不集中；⑨反复出现死亡或自杀想法。

✦ 什么是产后心绪不良？

产后心绪不良是产褥期最常见的精神障碍，在我国的发病率高达 44.3%，主要表现为不明原因的哭泣，悲哀，易怒，不安，注意力不集中，食欲下降等。一般在产后 1 周内发病，3~5 天症状达最高峰，10 天后可缓解，病程为自限性，无需药物治疗，重要的是心理治疗，家庭支持，特别是丈夫的关怀和协调最为重要。产后心绪不良的严重程度与产后抑郁症的发生成正相关，约 1/5 的产后心绪不良会发展为产后抑郁症，所以在产后早期识别产后心绪不良，并早期干预。

✦ 什么是产后精神病？

产后精神病的发病率 0.1%~0.2%，常于产后 2 周内发病，起病急骤，常出现严重的行为紊乱，思维涣散，幻觉，错觉，伤害婴儿及自杀想法。由于产后精神病可能造成严重后果，所以常常需要住院治疗，严重的病例可使用电抽搐治疗。

母乳喂养

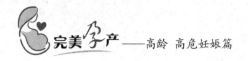

✦ 母亲乳头凹陷可以母乳喂养吗?

婴儿能否吃到奶不是吸吮乳头,而是将乳头和乳晕下面的乳房组织含进嘴里形成一个"长奶嘴",乳头仅占此"奶嘴"的三分之一。孕妇可以检查自己乳房的伸展性,如果牵拉乳头下组织很容易,说明乳房的伸展性很好,乳房的伸展性比乳头的形状更为重要,而不是乳头的长短。

✦ 母亲乳头凹陷在孕晚期需要做处理吗?

不主张 37 周之前的孕妇做乳头护理,因为孕期给予母亲干预没有帮助,还容易引起早产。

✦ 对乳头凹陷的母亲如何做好心理疏导?

一定要帮助母亲建立母乳喂养的信心,并给予必要的指导。向母亲解释开始时可能有困难,但只要耐心坚持,她就能成功。因为孕末期受到激素的影响,乳头乳晕会变软,乳房的伸展性会得到改善;告诉母亲,孩子吸吮有助于她乳头向外拉出。因为婴儿正确的含接不仅是乳头还包括乳晕,当婴儿吸吮时,会把乳房乳头整个向外拉。

✦ 对乳头凹陷母亲产后第一天为什么尤为重要?

鼓励母亲与婴儿进行足够的皮肤接触,让婴儿自己寻找乳房,因为在分娩第一天,尚未"下奶"且乳房尚未充盈,乳房组织较软,应在这个时候教会母亲正确含接乳房,如果没有早开奶或没有频繁吸吮,而是等下奶后才让孩子吃奶,此时她的乳房皮肤绷得很紧,乳头被拉平,且乳房的伸展性差,婴儿吸吮时只能吸着乳头,含接会更加困难,也会损伤妈妈的乳头,造成乳头皲裂。

✦ 母亲乳头扁平应当怎么办？

鼓励婴儿早吸吮，频繁吸吮，在婴儿休息时，可用"十字牵拉法"将乳头向外牵拉，在婴儿出生后 1 周内会逐步改善。

✦ 母亲是长乳头怎么办？

婴儿能适应各种乳头。有人认为也许乳头长有好处，婴儿容易吃着奶，但乳头长也会引起麻烦，婴儿只能吸到乳头，而不能将含有乳窦的乳房组织含进嘴里。这种情况下，帮助母亲提高哺乳技巧。帮助长乳头的母亲让婴儿含接部分乳晕，而不仅仅是乳头。

✦ 母亲是大乳头怎么办？

母亲觉得自己的乳头大，婴儿不能很好地在乳房上含接，遇到乳头大含接困难时，应频繁地将婴儿放在乳房上，只要婴儿感兴趣，他就会不断地尝试如何含接乳头，很快就能掌握含接的方法。

✦ 母亲乳头疼痛最常见的原因是什么？

乳头疼痛最常见的原因是含接不良，假如婴儿含接不好，他吸吮时就来回牵拉乳头，用嘴摩擦乳房的皮肤，这样母亲会觉得很疼。

✦ 母亲乳头皲裂的原因是什么？

改善含接姿势，通常只要含接良好，乳头疼痛的感觉就会减轻，就可以防止乳头皲裂；告诉母亲不要用肥皂、酒精擦洗乳头，防止乳头干燥，造成皲裂；每次哺乳后，挤出一些乳汁涂在乳头上，保护乳头皮肤。

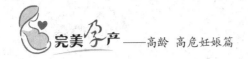
✦ 乳头皲裂还要坚持母乳喂养吗？

当母亲发现乳头有皲裂时，首先要改善哺乳姿势，防止再次加重皲裂，可以在皲裂的乳头上涂抹乳汁和乳头修护霜，可以母乳喂养。皲裂严重，母亲可以先喂健侧乳房。

✦ 母亲乳房肿胀该怎么办？

帮助母亲采取正确哺喂姿势，让宝宝频繁吸吮乳房，婴儿是最好的吸奶器，在喂奶前，可以用温热毛巾湿敷乳房，轻轻拍打乳房，顺着乳腺管生长方向按摩乳房，以刺激乳汁流动。

✦ 母亲乳房肿胀婴儿不能吸吮怎么办？

指导母亲用手挤奶，或用吸奶器将乳汁吸出，帮助通畅乳腺管。最好选择具有再现新生儿吸吮频率、能够类同生理性刺激乳房促进乳汁分泌功能的吸奶器。喂奶前刺激泌乳反射。

✦ 早产母乳与足月母乳有什么不同？

早产母乳的成分与足月母乳不同，更适合早产的婴儿，如蛋白质含量更高，利于早产儿的快速生长；脂肪和乳糖含量较低，易于吸收；钠盐较高，利于补充早产儿的丢失，更重要的是早产母乳具有调节免疫、抗感染、抗炎、促进胃肠功能成熟的作用。

✦ 如何帮助早产儿母亲收集初乳？

如母婴分离 24 小时之内，指导母亲模拟婴儿的吸吮模式在距离乳头根部 2cm 的位置用拇指和食指指肚轻压对挤乳晕，以促进催乳素的分泌；24 小时之后，可以借助电动或手动吸奶器完成泌乳和挤奶过程。

✦ 婴儿出生后回到母婴同室的早产儿如何母乳喂养？

一般这个时候的婴儿能够直接从乳房得到他们所需要的全部母乳。但偶尔需要辅助喂养。婴儿有时可以吃得很好，有时疲倦或吃得很少，在直接哺喂后，给予乳旁加奶或用杯子喂奶。

✦ 如何判断婴儿生长是否正常？

通过评估婴儿的体重和尿量，确定婴儿是否获得足够的奶量。出生后 3~5 天内，新生儿每天排尿 3~5 次，出生后 5~7 天后，新生儿每天应排尿 5~7 次。出生后几天内生理性体重下降 10% 以内，恢复体重后体重增长应在 15~20g/kg.d。

✦ 如何正确保存母乳？

挤出的新鲜母乳在 25℃~37℃ 的条件下可保存 4 小时，15℃~25℃ 可保存 8 小时，15℃ 以下可保存 24 小时，在 2℃~4℃ 的条件下可以保存 2 天，在 -18℃ 以下可保存半年时间。

✦ 挤出的母乳如何正确加热？

喂奶前用温水将母乳温热至 38℃~39℃ 即可（也可用温奶器），不会破坏母乳的营养成分，未喝完的乳汁不能再次冷冻。

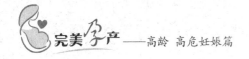

✦ 捐赠母乳如何正确使用?

对于捐赠母乳,应进行巴氏消毒,及将乳汁放在 62.5℃ 的恒温箱内 30 分钟进行消毒。此方法既除掉了母乳中的细菌,又没有破坏母乳中的成分,注意消毒时间不要超过 30 分钟。自己母亲的乳汁不需要进行巴氏消毒。

✦ 母亲出现产后出血应当如何母乳喂养?

只要生命体征平稳,母亲能够并愿意接受喂养婴儿,在助手帮助下,可以进行母乳喂养。有利于子宫的收缩,减少子宫的出血。母亲要注意休息,防止过度疲劳。

✦ 母亲生产时出现重度子痫应当如何母乳喂养?

产后可以进行母乳喂养,但不宜过度劳累。在检测母亲血压及病情的同时,鼓励其与婴儿同步休息,并可安排助手协助照顾婴儿。

✦ 母亲行剖宫产手术后应当如何母乳喂养?

剖宫产的母亲返回病房后,鼓励婴儿尽早吸吮母乳。手术后 6 小时,母亲仰卧,婴儿可以在母亲一侧俯式吸吮乳房,待麻醉作用消失,母亲可以侧卧位哺喂婴儿。剖宫产术后尽早让婴儿频繁吸吮,仍然可以和自然分娩母亲一样获得成功的母乳喂养。

✦ 母亲行剖宫产后刚开始乳汁不足的原因是什么?

剖宫产的母亲没有自然分娩的母亲下奶早,所以母亲总是心存疑虑,担心宝宝吃不到初乳。剖宫产伤口不能挤压和碰撞,哺乳时体位困难,造成母亲对宝宝哺乳产生了畏难心理。其实恰恰是这种心理影响了乳汁的分泌。

✦ 母乳性黄疸大约出现在什么时候?

母乳性黄疸出现在婴儿出生后7~10天,可能在生理性黄疸之后发生,或在生理性黄疸减轻后又加重,高峰常在出生后2~3周,持续4~6周甚至更久。

✦ 母乳性黄疸有什么特点吗?

大多数新生儿血胆红素205.2~342μmol/L,重者可达427.5μmol/L以上,主要为未结合胆红素。无任何临床症状,生长发育良好,很少引起胆红素脑病。

✦ 出现母乳性黄疸还要继续母乳喂养吗?

一般血胆红素＜256.5μmol/L,可以继续母乳喂养,检测胆红素的变化;血胆红素256.5~342μmol/L,可暂停母乳3天代以配方奶,血胆红素下降30%~50%,以后再喂母乳,胆红素仅轻度升高（17~31μmol/L）,不会达到原有水平,待自然消退。

✦ 妈妈的乳汁为什么是咖啡色呢?

这种情况通常会发生在初产妇泌乳早期,通常是无痛性的分泌咖啡色或血性的乳汁,多与胀乳而导致毛细血管破裂而引起出血有关,但也不能确诊是毛细血管破裂引起的,通常医生会做细胞图片检查来明确结果并继续观察。

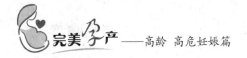
✦ 婴儿吃到咖啡色乳汁会有危害吗？

之所以有咖啡色乳汁，是因为有细小的毛细血管破裂出血，婴儿吃到含有少量血性的乳汁，是不会受到伤害的，如果是大量的血，婴儿有可能会吐出。

✦ 母亲在喂奶后乳头为什么会变色呢？

这种现象被称作雷诺现象，可以发生在手指或脚趾，它是一种间歇性缺血的表现，在女性更普遍，通常有家族史，如果发生在乳房，也称作血管痉挛或乳管痉挛，喂奶后乳头看上去会发白，喂奶后在恢复正常颜色之前会变蓝或变红，这种现象被称作乳头的雷诺现象。

✦ 为什么会发生雷诺现象呢？

乳头雷诺现象是由于乳头暴露在寒冷的空气当中或者是母亲情绪紧张，精神压力大而造成的。可能会发生在喂奶过程当中，也可能发生在喂奶之后。

✦ 该如何缓解雷诺现象呢？

母亲可以在喂奶后准备一块温热的毛巾，喂奶后立即给予保暖，或是用搓热的手掌温暖乳头均可以缓解这种现象。

✦ 母亲乳头上出现奶泡怎么办？

奶泡是指乳头上一个发白的区域，一般在乳晕上出现的几率很少。乳头表皮封住了乳管口，乳管口里的乳汁引起发炎而导致发生奶泡，这种障碍导致乳管系统对乳汁的排出障碍，因此在闭塞处后面集聚的乳汁便可引起乳管堵塞的症状。发白的疼痛的区域存在时间长度不同，可分为白色或黄色，在该区域旁或周围皮肤会发红。可以存在几天或者几周，随着患部皮肤的脱落而自然愈合。

✦ 乳管堵塞和乳腺炎的易感因素有哪些？

压力和疲倦；乳头裂缝或裂伤；乳管堵塞或闭塞；产奶量大和（或）喂奶次数减少；胀奶和乳汁淤积；创伤；紧身衣的束缚或睡眠位置。

✦ 乳管堵塞后母亲应当如何自我护理？

乳管阻塞后母亲应当继续频繁哺乳，先从堵塞的乳房开始以促进排空；在喂奶前和喂奶时按摩堵塞乳房以刺激乳汁流动。一只手握成杯形支撑乳房并用力按摩，从乳房边缘开始，在宝宝吸吮时用大拇指促进乳汁流动。（另一选择是在冲澡或泡澡时按摩乳房，洗澡过后，试着用吸奶器设为抵挡吸出乳汁；俯身于一盆温水，将堵塞的乳房沉浸其中并轻轻按摩；在哺乳时改变宝宝的位置，确保所有乳窦和乳管的排空，至少使宝宝的鼻子对着堵塞乳管的地方；避免穿任何紧身衣服。

✦ 母亲出现乳腺炎后应当如何自我护理？

治疗乳腺炎的方法与乳管堵塞方法类似，只是治疗要强化些。频繁喂奶，其余时间与婴儿一起同步休息，休息可以缓解压力，恢复免疫系统的正常运作。必要时要去医院看医生。

✦ 为什么母亲在患有乳腺炎期间婴儿不爱吃奶了呢？

当母亲患有乳腺炎时，母亲体温升高，乳汁中的钠离子升高，会有一种

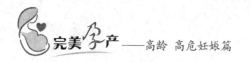

咸味，影响宝宝的口感。不过有的婴儿根本不会在意。

乳腺炎乳房与"健康乳房"乳汁成分的比较

乳汁成分	乳腺炎乳房（预测平均值）	"健康"乳房（预测平均值）
钠（mol/L）	21.8	14
氯化物（mol/L）	30	21
乳糖（mol/L）	159	174
葡萄糖（mol/L）	1.39	1.6
乳铁蛋白（g/L）	3.45	3.2
分泌型 IgA（g/L）	1.22	1.25

✦ 母亲乳头被念珠菌感染会有什么表现？

母亲喂奶时经常说乳头疼痛，而且是在喂奶期间一直持续灼烧痛，可见乳头发红泛光，起屑脱皮，有散在的白斑，婴儿也经常哭闹不安，拒绝哺乳。

✦ 母亲乳头被念珠菌感染后如何治疗和护理？

若只有乳头感染，大夫会开抗菌药物。家中所有的玩具，安抚奶嘴等每日消毒。任何潮湿或接触到婴儿唾液或母乳的物品均可能滋生念珠菌。以热的肥皂水清洗溢乳垫及尿布，洗衣服时添加漂白粉，之后用烘干机或在太阳光下晾干。洗手后使用一次性擦手纸。所有家庭成员一起接受各种念珠菌感染的治疗，包括阴道、胯下、手脚指甲和尿布疹等。

✦ 念珠菌感染后会影响母乳喂养吗？

念珠菌感染治疗虽然有特效办法，有些药物也不影响母乳喂养，但是在哺乳期间还是存在困难，母亲忍受乳头的疼痛，婴儿也不舒服，拒绝吃奶，所以母亲要更加贴近宝宝，安抚宝宝。

✦ 做过乳腺手术后会影响哺乳吗？

乳腺一般有 15~20 个腺体，每个腺体又分为很多腺小叶，腺小叶是乳腺的基本单位。每个腺体有单独的乳管，腺叶和乳管均以乳头为中心呈放射样排列，小乳管汇至乳管，乳管开口于乳头。由此可见，与乳腺管平行的切口不会影响哺乳。但如果手术的切口较大，对哺乳可能有较大的影响。

✦ 接受过乳癌治疗（手术、放疗、化疗）后来怀孕生产的女性在母乳喂养方面有什么影响？

孕期接受治疗的乳房在怀孕期间几乎没有胀大，未治疗乳房的泌乳和哺乳能力正常，但患侧乳房的充分产奶可能性会减小，也可能无法泌乳。有时会发生衔乳困难，因为乳房上的乳头可能无法如预期那样完全伸展。如果用环乳晕切开术，那么无法哺乳的可能性就较小，如果病变损伤发生在中央处，患侧乳房的哺乳是不可能的。从治疗时间到生产时间的间隔似乎并不会对患侧乳房的泌乳产生不利影响。

✦ 隆乳手术后可以母乳喂养吗？

隆乳是为了美观，更具女性气质增大乳房的一种整形手术，在现在社会越来越流行，通过从腋下或乳房下缘切开植入假体，隆胸是不影响母乳喂养的。

✦ 隆胸手术后，母亲的产乳量会有影响吗？

隆乳对最初产奶影响极小，但是如果存在乳房假体，这些女性在产奶初

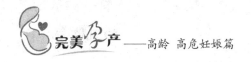

期往往表现为更大的胀奶问题，在胀奶之后母乳喂养可能会顺利进行几天或者几周，宝宝增重正常，但是快速增长的宝宝对产奶量的需求增加，但是由于乳管切断，无法排空的乳腺液迅速受乳房内假体压迫而引起细胞壁的退化，这样压力增大而且持续进行，就可能导致乳腺细胞壁的萎缩，产奶量的减少。与宝宝的需求不成正比，有可能需要添加配方奶混合喂养保证宝宝摄入量。

✦ 母亲在哺乳期间要做X线检查，乳汁会对婴儿有伤害吗？

母亲在哺乳期间做X线检查，甚至是乳腺钼靶，在哺乳期都是安全的。产生X射线的辐射对母亲的乳汁不会产生影响。

✦ 母亲在哺乳期间做哪些检查时，需要暂停母乳喂养？

有些诊断性测试，例如骨扫描、甲状腺和肾检查过程中会用到放射性化合物（放射性核素），所以医生会要求母亲停止哺乳一天左右。母亲可以咨询放射科医生，确定放射物质从体内清除所需要的时间。不同的放射性化合物清除速度不同。

✦ 母亲在哺乳期间感冒了可以服用药物治疗吗？

哺乳期间妈妈可以遵医嘱服用常见的抗生素和各种处方及非处方感冒药，如果担心睡眠问题，可以使用含右美沙芬的止咳糖浆。尽量避免日服一次的长效药，最好选用日服三四次的短效药，每次都在喂奶后立即服用。新生儿哺乳期，应该避免使用磺胺类抗生素，因为新生儿的肝脏还不能充分地代谢磺胺。

✦ 母亲服用抗抑郁药物可以母乳喂养吗？

有研究认为非三环类药物，舍曲林，帕罗西汀较适合应用于哺乳期母亲。但也有上述药物对于婴儿有副作用的报道，包括婴儿呕吐，腹泻，喂养困难，体重减轻，呼吸困难等。目前认为哺乳期妇女应用抗抑郁药物可能对婴儿带来不良影响，若母亲抑郁症状严重，那舍曲林，帕罗西汀可作为较安全的一线药物。若哺乳期拒绝药物治疗，也可考虑心理治疗。

✦ 母亲服用抗癫痫药物可以母乳喂养吗？

患有癫痫病的母亲服用抗癫痫药物后，她的乳汁中会含有一定量的抗癫痫药物，婴儿吃了这种乳汁后，就相当于自己吃了抗癫痫药物，而婴儿对药物的排泄速度慢，比较脆弱，因此会对婴儿造成很大的伤害。

✦ 哺乳期间药品选择可参考的指标是什么？

孕期可服用的药物，哺乳期也安全；选择婴儿可以使用的药品；选择弱酸性、蛋白结合率高、分子量较大、脂溶性较低、半衰期较短的药品；避免使用多种药物。

✦ 高热母亲急性疾病可以继续母乳喂养吗？

生病的母亲很少需要停止哺喂母乳。大多数的一般呼吸道与胃肠道感染时，哺喂母乳不会增加婴儿生病的机会，母乳中的抗体可能是婴儿最好的保护。突然停止哺乳可能会造成乳房肿胀疼痛及发烧，以及婴儿哭闹。如果停止哺乳，疾病恢复之后婴儿有可能不吃母乳，奶水量可能减少。哺乳比喂配方奶省调配的时间，节省母亲精力。如果母亲病重，很难照顾自己的婴儿，

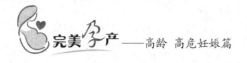

这时就需要他人的照顾协助。

✦ 母亲患有糖尿病适宜母乳喂养吗？

母乳喂养可以缓解母亲精神上的压力，哺乳时分泌泌乳素可以让母亲更放松、并有嗜睡感；哺乳时分泌的激素以及分泌乳汁所消耗的额外热量，会减少母亲治疗所需要的胰岛素剂量；母乳喂养能够有效地缓解糖尿病的各种症状，许多母亲在哺乳期间病情部分或者全部好转；母乳喂养会减少婴儿成年后患糖尿病的风险；糖尿病患者易感染各种病菌，母乳喂养期间要格外注意监测血糖水平，注意个人卫生、保护乳头不受感染。

✦ 母亲患有糖尿病在喂奶时应注意什么？

糖尿病不影响母亲哺乳的能力。但是有些母亲的泌乳二期可能会延迟，需要注意新生儿这段时间的摄取量，以免婴儿低血糖。

✦ 母亲在服用降糖药期间应注意哪些事项？

母乳喂养时，降糖药需要谨慎使用。曾有人使用后，引起严重的不可恢复的新生儿低血糖。如果需要使用这些药物，最好能在良好的母乳喂养情况下，与父母和新生儿科专家讨论后，在监测新生儿血糖的情况下谨慎使用。

✦ 母亲患甲状腺功能亢进症，服药期间可以母乳喂养吗？

患甲状腺功能亢进症的母亲，服用丙硫氧嘧啶时，很少进入乳汁，通常只有1%进入婴儿体内，因而服用药的母亲母乳喂养时，婴儿甲状腺功能并不受影响。该药物对母亲和婴儿均是安全的。被作为哺乳期首选治疗甲亢的药物。

✦ 母亲在服用治疗甲亢药物期间，婴儿有哪些观察重点？

由于存在新生儿甲状腺功能减退的潜在危险，每 2~4 周应检测一次新生儿甲状腺功能，将结果告诉母亲。并关注新生儿可能发热、皮疹、白细胞减少等特异性反应。

✦ 母亲甲亢严重，加大药物剂量，还能母乳喂养吗？

甲亢的母亲，产后应检测甲状腺功能，调整用药，一旦病情加重，需要加大抗甲状腺药物的剂量，每日服用较大剂量不建议母乳喂养。

✦ 母亲需要放射性 ^{131}I 治疗时，应该怎么办？

应该暂停母乳喂养，定时挤奶丢弃，以免乳房肿胀。疗程结束后，检验乳汁中放射性物质的水平，达到正常后可以继续母乳喂养。

✦ 母亲患有严重的心脏病、心功能 Ⅲ~Ⅳ 级，适宜母乳喂养吗？

如果母亲患有严重的心脏病，哺乳可能会增加母亲的负担，导致病情的恶化。

✦ 母亲患有精神疾病，适宜母乳喂养吗？

母亲患有精神病，可以试着让母婴待在一起，找一个帮手与母亲一起，

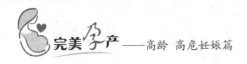

给予她们共同的照顾。病情稳定的患者，可以帮助母亲哺喂婴儿，以确保母亲不致忽视或伤害婴儿。对于严重精神疾病，药物控制效果不理想，有伤害婴儿的意向或行动，为了婴儿的安全，不适宜母乳喂养。

✦ 患有甲型肝炎的母亲可以母乳喂养吗？

甲型肝炎一般发病急，经粪－口途径传播。患甲肝的母亲急性期在隔离时，应暂停母乳喂养，可以挤奶保持泌乳。婴儿可以接种免疫球蛋白，待隔离期过后仍可继续母乳喂养，并从母乳中获得免疫抗体。

✦ 患有乙型肝炎的母亲可以母乳喂养吗？

HBV 感染的妈妈无论 HBeAg 阳性还是阴性，只要新生儿经正规预防（包括出生后 12 小时内注射乙肝免疫球蛋白），都可以进行母乳喂养，无需检测乳汁中有无 HBV-DNA。所有婴儿均应接受包括 HBsAg（乙肝表面抗原）筛查在内的定期复查。

✦ 患有丙型肝炎的母亲可以母乳喂养吗？

在患有慢性丙型肝炎母乳的样本当中可以检测到丙型肝炎的 RNA，但是没有证据表明母乳喂养能够传染 HCV，而且研究也发现母乳喂养的宝宝和人工喂养的宝宝总体比较感染 HCV 的几率是相同的，所以建议妈妈可以继续母乳喂养。但是母亲乳头上有皲裂或是伤口的时候，可能有通过创面传染 HCV 的风险，但是没有证据表明。

✦ 在哺乳期感染风疹病毒的母亲可以母乳喂养吗？

目前，美国儿科医学会规定：如果哺乳期妈妈感染风疹病毒，需要马上接种风疹病毒的减活疫苗，只要在注射疫苗之后，可以继续母乳喂养，不需要停止。

✦ 母亲感染巨细胞病毒可以母乳喂养吗？

巨细胞病毒是一种常见的感染，可在人类乳汁、生殖道、尿道和咽喉中发现，并通过任何的密切接触传播。和其他疱疹病毒一样，它可以在宿主细胞中无期限的存在，呈潜伏的状态存在在身体当中。母乳喂养是一个重要的传递被动免疫 CMV 的手段，虽然母乳传播 CMV 已经被记录在案，但在未来，母乳喂养的宝宝在继发性感染时发病轻或无，如果是个女宝宝，她在未来怀孕期间感染的风险就会明显降低，对胎儿的损伤程度也降低，所以应该母乳喂养。而对于早产儿，特别是如果他们血清反应是阴性的，一旦感染 CMV，就会有严重发病的风险。

✦ 母亲感染单纯疱疹病毒可以母乳喂养吗？

无论是直接喂食或是挤出喂食，只要不接触到皮肤破损处仍可以喂食母乳（母乳的抗体可以保护婴儿）。当结痂干燥时，仍须注意：接触婴儿前及碰到结痂处均要洗手，可以用纱布遮盖结痂处。

✦ 母亲感染水痘可以母乳喂养吗？

如果母亲在分娩前几天患了水痘，或者产后 48 小时内感染水痘病毒，她应该延迟母乳喂养，并使用吸奶器保持哺乳期的奶量，采用穿戴防护服、手套和面罩等预防接触感染的措施。分娩后，如果新生儿没有出现病变，母亲和婴儿应尽快彼此隔离，并且及早出院。应保护好婴儿避免与母亲皮肤病变哺喂直接接触。如果宝宝有病变，可以与母亲隔离，并可不间断母乳喂养。应尽早使用水痘－带状疱疹免疫球蛋白，以减缓和防止疾病症状的进一步发展，不管母亲在怀孕期间是否已经用过它。

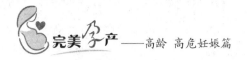
✦ 母亲在结核病活动期，可以母乳喂养吗？

结核病可以通过密切接触传播。对母亲有开放性结核者应予隔离，进行抗结核药物规范化治疗。

✦ 母亲曾经患过结核病，已治愈，现在可以母乳喂养吗？

母亲曾经患过结核病，如果已治愈，可以母乳喂养。

✦ 分娩前已确诊为活动性肺结核的母亲，婴儿出生后可以母乳喂养吗？

分娩前已确诊为活动性肺结核的母亲，在进行抗结核药物规范治疗 2 个月或更长时间后，分娩前进行痰涂片试验阴性，婴儿出生后接种了卡介苗，可以进行母乳喂养。分娩前痰涂片为阳性的母亲，要进行抗结核病规范化治疗，新生儿出生后不主张接种卡介苗，给予异烟肼预防治疗 6 个月。6 个月后停异烟肼再注射卡介苗。此期间仍可以母乳喂养。

✦ 患有人类免疫缺陷病毒（HIV）阳性的母亲可以母乳喂养吗？

我国提倡的婴儿喂养策略是：提倡人工喂养，避免母乳喂养，杜绝混合喂养（母乳喂养和给予母乳代用品）。

✦ 母亲在哺乳期间乳汁分泌为什么会突然减少？

任何影响身体的激素发生变化，都会影响到泌乳情况。引起月经的激素会让母亲感到焦躁不安，会暂时性的减少泌乳量。

✦ 母亲月经来潮还应继续母乳喂养吗？

月经初期也会暂时改变母乳的味道，只是婴儿不会注意，或是注意到了也不在意。月经结束后，母乳就会恢复正常。婴儿会觉得不满足，母亲就会想到断奶或是人工喂养，特别是这段时间里，容易焦躁，也不如平时自信。所以，只要母亲坚持到月经结束，一切很快就会恢复正常。

✦ 婴儿在断奶后，母亲还可能重新哺乳吗？

在婴儿3个月以内断奶后再哺乳更容易成功。婴儿3个月后，也可能成功，但婴儿越大，母亲就越难制造出足够的乳汁，完全满足他的营养需求。让婴儿吸吮母亲的乳房，就可以再次分泌乳汁了，乳汁的多少以及需要多久取决于婴儿吸吮乳房的次数，已断奶的时间以及婴儿自身身体的反应。

✦ 双胞胎的婴儿应如何母乳喂养？

母亲会发现两个婴儿吃奶时会表现截然不同的个性。有个婴儿个头大些，也许有个婴儿吃奶更多。所以母亲应尽快熟悉他们不同的个性，有针对性的喂奶，当等到两个婴儿都能熟练衔乳吸吮了，母亲可以两侧乳房同时哺喂两个婴儿，既能大大提高催乳素水平，又能节省时间。让母亲得到更多的休息。

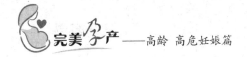
✦ 双胞胎宝宝母亲可以采用哪几种喂奶姿势？

双橄榄球式抱法；双摇篮式抱法；摇篮式与橄榄式混合抱法；平躺抱法。

✦ 婴儿唇裂应当如何母乳喂养？

唇裂通常可以在婴儿很小－只有几周大的时候进行修复。上嘴唇的开裂使得宝宝很难紧密地衔住乳房进行有效地吸吮，但是，他仍然可以通过舌头和牙龈挤压乳房吃到奶，稍微帮他一下，婴儿就能有效地吃到奶了。母亲柔软的乳房组织可以塞住裂缝，母亲也可以用拇指堵住裂缝。在婴儿出生后最初的几小时和几天里，在婴儿"出奶"、乳房变硬之前，可以多加练习，帮助婴儿正确吃奶。

✦ 婴儿腭裂应当如何母乳喂养？

腭裂会让母亲喂养更加困难，难度取决于上颚开裂的位置及缝隙大小。如果只是口腔后部的软腭上有小裂口，婴儿克服困难，还是可以在乳房上吃奶的。裂口很大的婴儿，在进行手术修复之前，可以通过特殊喂奶器具吃母乳。

✦ 婴儿出现病理性呕吐时还能继续母乳喂养吗？

婴儿出现病理性呕吐时，不能继续母乳喂养，应及时到医院就诊，查找原因。

✦ 婴儿出现病理性腹泻时还能继续母乳喂养吗？

可以继续母乳喂养的。婴儿患有肠道感染时，细菌让肠道壁受损，结果导致患肠胃炎的宝宝不能吸收牛乳或配方奶中的脂肪和乳糖。未吸收的乳糖发酵，造成宝宝身体不适并出现腹泻。母乳就不同了，它含有帮助乳糖和脂肪吸收的生物帮手。由于母乳不刺激宝宝肠道，母乳喂养的婴儿在肠道感染时，很少因为需要治疗脱水而住院。少食多餐可以避免婴儿脱水，继续母乳喂养的话，腹泻的婴儿通常很快就会康复，体重也不会减轻很多。

✦ 患有唐氏综合征婴儿应当如何母乳喂养？

患唐氏综合征的婴儿肌张力比较弱，需要额外的扶持才能在乳房上吃奶。可尝试摇篮式抱法喂奶，手在婴儿脖子后稍用力，并在喂奶过程中一直扶住乳房，帮助婴儿吃奶。这样的婴儿吸吮力很弱，可以尝试用手指进行吸吮训练，在训练期间，他可能需要额外加奶，母亲泵出来的乳汁是最好的增补剂。同时，泵奶也让母亲的乳量更充沛。

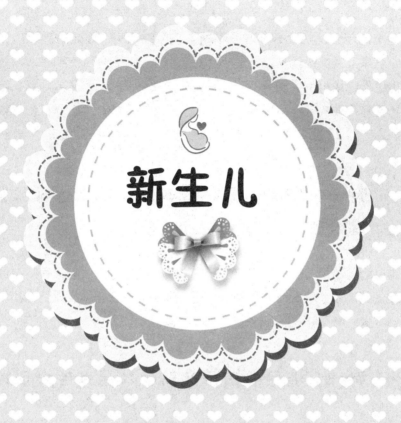

新生儿

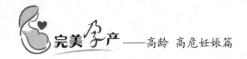

✦ 高危新生儿有哪些？

高危妊娠孕母的婴儿；孕母过去有死胎、死产史的婴儿；孕母在妊娠期有疾病史的新生儿包括各种轻重不同的感染性疾病、妊娠期高血压、糖尿病、心脏病、慢性肾炎等；异常分娩的新生儿；如各种难产和手术产；婴儿在出生过程中或出生后发生不正常现象如 Apgar 评分低；兄弟姐妹在新生儿期有严重畸形或其他疾病死亡者；胎龄不足 37 周或超过 42 周；出生体重在 2500g 以下；小于胎龄儿或大于胎龄儿；有其他疾病的新生儿。

✦ 为什么糖尿病孕妇的新生儿易发生呼吸窘迫综合征？

高血糖刺激胰岛素分泌增加，形成高胰岛素血症，后者具有拮抗糖皮质激素促进肺泡Ⅱ型表面活性物质的合成及释放，使胎儿肺表面活性物质产生及分泌减少，胎儿肺成熟延迟。

✦ 为什么糖尿病母亲的新生儿易发生低血糖？

新生儿脱离母体高血糖环境后，高胰岛素血症还存在，若不及时补充糖易发生低血糖，严重时危及新生儿生命及智力发育。

✦ 妊娠合并糖尿病所产新生儿应注意什么？

妊娠合并糖尿病所产新生儿出生后很容易发生低血糖，应尽早开奶，进行母乳喂养，并监测新生儿血糖变化，必要时可以提早喂哺糖水，注意新生儿呼吸情况。

✦ 妊娠合并糖尿病新生儿为什么会发生低血糖？

因为糖尿病妈妈体内的血糖偏高，通过胎盘后到达胎儿的血糖也会很高，于是胎儿就会反射性地产生过多的胰岛素来消耗这些血糖。胎儿一旦出生，脱离了这种高血糖环境，自身已经分泌的过多的胰岛素此时只能消耗宝宝自身有限的血糖，于是非常容易发生低血糖，甚至可能会有生命危险。(我们的大脑唯一能够利用的能源就是葡萄糖，说低血糖有可能是致命的，绝非"危言耸听"。)

所以，这些胖宝宝需要特殊关爱，例如，出生后及时进行血糖检测，早开奶，或者早些喂食糖水。

✦ 妊娠合并糖尿病所产新生儿发生低血糖时有什么症状？

如果婴儿发生了不吃奶，嗜睡，哭声弱，反应差，甚至颤抖等现象，说明有可能发生了低血糖，需要立即进行治疗。

✦ 妊娠合并糖尿病为什么鼓励母乳喂养？

母乳中含有新生儿生长发育所必需的所有营养物质，早开奶，勤哺乳，有助于预防发生新生儿低血糖。而母乳喂养也可协助降低母亲血糖水平。

✦ 小于胎龄儿为什么更容易发生低血糖？

早产小于胎龄儿由于汗腺发育不成熟，故出汗功能受限制。足月小于胎龄儿已具有出汗功能，且在寒冷时产热反应亦较好，但由于储能少，故易耗尽而导致低血糖。小于胎龄儿除肝糖原储能低外，糖原异生作用也差，此为

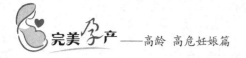
小于胎龄儿容易发生低血糖的综合原因。

✦ 新生儿低血糖为什么会影响宝宝智力？

婴幼儿脑组织耗氧量大，占机体总耗氧量的 50%，糖可以维持大脑细胞的正常代谢，如发生低血糖，首先受到损伤的就是脑组织，另外低血糖脑组织的损伤是不可逆的。

✦ 为什么建议新生儿和父母分开睡？

新生儿期宝宝的自主活动能力有限，哺乳时由于哺乳姿势不当，乳房堵塞新生儿口鼻或包被蒙头等原因均可使新生儿发生窒息，故建议母亲在喂哺之后将新生儿单独放置。

✦ 早产儿可以接种乙肝疫苗吗？

孕周不足 37 周出生的宝宝为早产儿，病情稳定的早产儿可以在生后 24 小时内接种乙肝疫苗。

✦ 早产儿可以接种卡介苗吗？

孕周不足 37 周出生的早产儿不可以接种卡介苗。

✦ 低出生体重儿可以接种乙肝疫苗吗？

出生时体重低于 2500g 为低体重儿，低体重儿可以在生后 24 小时内接种乙肝疫苗。

✦ 低出生体重儿可以接种卡介苗吗？

卡介苗是活菌制剂，对于早产儿或低出生儿，或感染疾病导致发热，应推迟接种。

✦ 新生儿的衣服为什么不能有扣子？

新生儿衣物不宜用纽扣，应该用带子代替，以免婴儿发生误食或误吸，造成意外伤害。

✦ 新生儿的衣服为什么不能有衣领？

新生儿脖子较短，自主活动能量有限，上衣的领子很容易堵塞宝宝的口鼻，发生窒息，所以新生儿的上衣不宜有领子，可用圆领或和尚领。

✦ 为什么要保证新生儿有充足的睡眠？

充足的睡眠是保证新生儿健康的先决条件之一，如新生儿睡眠不足，会导致烦躁，易哭、食欲减退、体重下降、且不能熟睡，造成恶性循环。

✦ 过早过浓给新生儿添加配方奶为什么会影响宝宝的消化吸收？

母乳中含有较多的清蛋白和球蛋白，是牛乳的 10~30 倍。遇胃酸时凝块较小，有利于婴儿消化吸收。母乳中脂肪颗粒小，含有脂肪酶，易于消化吸收。配方奶中的脂肪含量多、颗粒大，容易给新生儿肠胃增加负担，导致消化不良，引起腹泻或便秘。

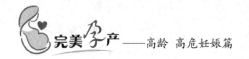

✦ 新生儿为什么会出现体重下降？

新生儿在出生后数日内，由于大小便排泄、出汗等因素导致机体丢失水分较多，会出现生理性体重下降。体重会在生后 10 天左右恢复到出生体重。

✦ 新生儿体重下降多少为异常？

新生儿在出生后数日内出现体重下降，但一般不超过基础体重的 10%，如果超过基础体重的 10% 为异常。

✦ 新生儿体重下降多怎么办？

虽然新生儿体重下降过多，但宝宝哭声响亮，肌张力好，大小便正常，这时可以加强喂哺次数，增加喂哺时间，保证宝宝有充足的入量。

✦ 室温过热对新生儿有什么影响？

室温过高或包被过厚、过紧时，新生儿通过皮肤蒸发和出汗散热导致血液浓缩，出现脱水热。

✦ 新生儿出现脱水热怎么办？

新生儿出现脱水热应打开包被，保持室温在 24℃，加强哺乳可降低体温。

✦ 新生儿体温超过多少为异常？

新生儿正常体表温度为 36℃~37.5℃之间。

✦ 新生儿为什么不能躺枕头？

新生儿应随时保持呼吸道通畅，仰卧位时颈部前屈或过度后仰均会影响呼吸，导致新生儿缺氧。

✦ 早产儿为什么容易发生呼吸暂停？

早产儿呼吸中枢相对更不成熟，呼吸不规则，可发生呼吸暂停（指呼吸停止超过 15~20 秒），并出现全身皮肤青紫，肌张力降低。

✦ 早产儿发生呼吸暂停怎么办？

早产儿发生呼吸暂停时，可给予患儿托背、弹足底等刺激，缓解呼吸暂停的发作。

✦ 早产儿为什么更易发生肺部疾病？

早产儿肺部发育不成熟，肺部表面活性物质少，易发生肺透明膜病，也更容易发生吸入性肺炎。

✦ 早产儿为什么以喂母乳为宜？

早产儿各种消化酶分泌不足，胆酸分泌较少，对脂肪的消化吸收差，而喂养不当可引起坏死性小肠炎，故以母乳喂养为宜。

✦ 早产儿为什么胎粪排出延迟？

早产儿胎粪形成较少，肠道蠕动无力，可引起胎粪排出延迟。

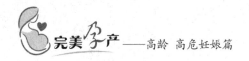

✦ 早产儿为什么容易发生缺血缺氧性脑病?

神经系统的功能和胎龄有密切的关系,胎龄越小,反射越差,早产儿易发生缺氧,从而导致缺血缺氧性脑病的发生。

✦ 为什么早产儿容易发生感染?

早产儿体内的特异性和非特异性免疫发育不完善,免疫球蛋白含量较低,易患感染性疾病。

✦ 如何预防早产儿发生感染?

早产儿各系统器官发育不成熟,在接触早产儿前后都应洗手,保持室内清洁、干净、舒适、整齐,限制人员进入,防止发生交叉感染。

✦ 早吸吮可以降低新生儿黄疸吗?

尽早喂养,及早开奶,有利于新生儿肠道正常菌群的建立,促进新生儿胎便的排出,减少肠壁对胎便里胆红素的吸收,有利于降低新生儿黄疸。

✦ 新生儿为什么反复呕吐?

新生儿由于胃呈水平位,食管下部括约肌松弛,幽门括约肌发达,容易发生溢乳甚至呕吐,但反复呕吐、或喷射性呕吐,并出现体重不增或减轻,应考虑是否发生了新生儿胃－食管反流。

✦ 发生新生儿胃-食管反流怎么办?

少量多餐,增加喂奶次数,缩短喂奶间隔时间。在进食后 1 小时内保持直立位或取 50 度角的仰卧位,如患儿发生呕吐应取侧卧位,并专人看护,防止反流物吸入导致呛咳和窒息的发生。

✦ 新生儿总是睡觉会有什么影响?

新生儿睡眠时间长,吸吮乳汁少,进食少,会引起新生儿低血糖。

✦ 新生儿低血糖有什么症状?

新生儿低血糖可出现喂养困难、嗜睡、哭声弱、青紫、颤抖、甚至惊厥。

✦ 发生新生儿低血糖应该怎么办?

发生新生儿低血糖时应立即进食,并测量血糖,如血糖过低可静脉注入葡萄糖液。

✦ 如何预防新生儿发生低血糖?

高危儿(巨大儿、妊娠期糖尿病儿、早产儿、小于胎龄儿等)要监测血糖,生后尽早开奶、进食,加强喂奶次数。

✦ 胎膜早破所产新生儿有什么需要注意的吗?

胎膜早破后有感染的风险,婴儿出生后需要特别注意监测体温的变化,注意吸吮能力。

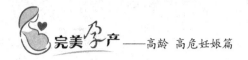

✦ 母亲分娩时用镇静剂或用麻醉剂新生儿如何护理？

母亲产时用镇静剂或麻醉剂会导致新生儿呼吸受抑制，哭声正常但持续时间短，吸吮力差，自主活动少，对于这类新生儿应该注意勤哺乳，观察有无呼吸困难的迹象，如鼻翼煽动、呼气呻吟、呼吸急促及吸气凹陷等。

✦ 羊水粪染的新生儿出现什么情况为异常？

生后出现呼吸急促，大于 60 次 / 分，全身皮肤青紫，鼻翼煽动、呼气性呻吟等代表新生儿出现呼吸困难，应立即进行治疗。

✦ 急产的新生儿如何护理？

应特别注意观察新生儿的神经反射，哭声是否响亮，吸吮能力等，防止颅内出血的发生。

✦ 新生儿鼻塞是感冒了吗？

新生儿的鼻形小，鼻腔发育尚未成熟，鼻道狭窄，鼻腔黏膜有丰富的血管、淋巴管，轻度刺激（冷、热空气）即可造成鼻黏膜充血、肿胀，导致鼻塞，不是感冒。

✦ 新生儿为什么会呼吸急促？

新生儿呼吸较快，安静时 40 次 / 分，如呼吸急促（大于 60 次 / 分）表明有呼吸窘迫，严重时可出现呼吸表浅，呼吸节律不整，呼吸暂停等。

✦ 新生儿黄疸如何护理？

新生儿黄疸应勤哺乳、尽量让宝宝多排大小便，可以促进黄疸的消退。

✦ 新生儿黄疸高于多少属于病理性黄疸？

血清胆红素足月儿大于 12.9mg/dl，早产儿大于 15mg/dl 属于病理性黄疸。目前认为高胆红素血症的诊断需考虑胎龄、日龄和是否存在高危因素。

✦ 黄疸严重时会引起什么？

黄疸严重时血清中未结合胆红素过高，可透过血脑屏障，进入脑组织，引起脑组织基底核等处的神经细胞黄染、坏死，发生胆红素脑病。

✦ 发生胆红素脑病对新生儿有什么影响？

初期表现为嗜睡，反应低下，吸吮无力，肌张力减低，随后出现抽搐，发热，甚至呼吸暂停，角弓反张。

✦ 发生胆红素脑病会留下后遗症吗？

新生儿发生胆红素脑病会留下后遗症，表现为手足经常出现不自主、无目的和不协调的动作；眼球向上转动障碍；听觉障碍：耳聋，对高频音失听；牙呈绿色或深褐色；此外，还可有脑瘫、智能落后、抽搐、抬头无力、流涎等后遗症。

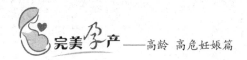
✦ 新生儿多排泄大小便为什么可以促进黄疸的消退？

新生儿出生后，肠腔内的物质可以将结合胆红素转变成未结合胆红素，加之新生儿肠道内缺乏细菌，导致未结合胆红素的产生和重吸收增加，除此之外，胎粪中约含有胆红素80~180mg，若排泄延迟，可使其重吸收增加。

✦ 新生儿生理性黄疸和病理性黄疸怎样区别？

	生理性	病理性
出现时间	2~3天	小于48小时
黄疸程度	不重	重
消退时间（天）	7~10	大于7~10
胆红素水平（mg/dl）	小于12.9	大于12.9
伴随症状	无	贫血，水肿，肝脾肿大

✦ 新生儿病理性黄疸如何治疗？

最常用的治疗方法为光疗，使未结合胆红素在光的作用下，转变成水溶性的异构体，经胆汁和尿液排出。

✦ 新生儿光疗治疗病理性黄疸时应注意什么？

光照时，婴儿双眼应用黑色眼罩保护，以免损伤视网膜，除会阴、肛门部用尿布遮盖外，其余均裸露。

✦ 新生儿光疗有什么副作用吗？

新生儿光疗可出现发热、腹泻、皮疹，但多不严重，可继续光疗。

✦ ABO 血型不合可以引起黄疸吗？

ABO 血型不合可以发生免疫性溶血，溶血可导致黄疸加重。

✦ O 型血母亲对新生儿有什么影响？

可以发生 ABO 溶血，主要发生在母亲 O 型而胎儿 A 型或 B 型。

✦ RH 阴性母亲对新生儿有什么影响？

中国绝大多数人为 RH 阳性，Rh 阴性母亲首次妊娠时，Rh 阳性的胎儿血进入母血中，经过 8~9 周产生抗体。当母亲再次妊娠时，怀孕时可有少量的胎儿血进入母体循环，于几天内便可产生大量的抗体，该抗体可通过胎盘导致胎儿发生溶血。

✦ Rh 溶血对新生儿有什么影响？

大多数 Rh 溶血病患儿生后 24 小时内出现黄疸并迅速加重，可以引起新生儿重度贫血，甚至心力衰竭。

✦ 新生儿呼吸为什么那么快？

小儿呼吸频率快是由于小儿呼吸道的解剖生理特点决定的。小儿肺容量小，按体表面积计算肺容量比成人小 6 倍；潮气量（安静呼吸每次吸入呼出

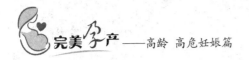

的量）也小，仅为成人的 40％~50％，而代谢水平及氧气的需要量则相对较高，按体表面积计算，小儿的能量代谢为成人的 1.6 倍。

✦ 新生儿呼吸快说明有呼吸困难吗？

正常的足月新生儿每分钟呼吸 30~50 次 / 分，早产儿 40~60 次 / 分。新生儿呼吸快并不代表有呼吸困难，呼吸困难有很明显的体征，如鼻翼煽动、呼气呻吟、呼吸急促及吸气凹陷。

✦ 新生男婴阴囊肿大该怎么办？

新生男婴出生时可有一侧或双侧阴囊肿大，这是在胚胎发育过程中，睾丸下降时两层腹膜未能并成一个含有平滑肌纤维的内膜组织。在生后 2 个月大多可自行消失。在日常护理中，保持外生殖器清洁干燥，及时清除宝宝的大小便，使用柔软的尿布，避免不良刺激引起皮肤损伤而发生感染。

✦ 新生儿发生全身红斑怎么办？

一些新生儿在生后 24~48 小时出现全身性红斑，起初为丘疹，第 2 天逐渐加重，发展为红斑，胸部、背部、面部、四肢多见。发生的原因为新生儿皮肤受环境、接触物等刺激引起。在日常护理中，注意保持合适的室温，给宝宝穿柔软的衣物，减少外部刺激，无需特殊治疗，即可消退。

✦ 遗传因素会影响孩子的智力吗？

对于多数常见的遗传病，如染色体病 21－三体综合征（唐氏综合征）都会导致智力低下。

✦ HBsAg 阳性的妈妈所生子女应该注射什么疫苗？

HBsAg 阳性的妈妈所生子女应该于生后 6 小时内注射乙肝免疫球蛋白，并常规注射乙肝疫苗。

✦ HBsAg 阳性的妈妈所生子女应该在什么时候注射乙肝免疫球蛋白和乙肝疫苗？

HBsAg 阳性的妈妈所生子女应该在出生后 6 小时内注射乙肝免疫球蛋白，并常规注射乙肝疫苗。

✦ HBsAg 阳性的妈妈所生子女可以母乳喂养吗？

HBsAg 阳性的妈妈所生子女在进行预防注射乙肝免疫球蛋白和乙肝疫苗后可以进行母乳喂养。

✦ 新生儿出生时检查乙肝五项没有问题就证明没有被传染上肝炎吗？

新生儿出生时虽然乙肝五项检查为阴性，但 2~4 个月后仍会有一大部分发展为 HBsAg 阳性，发生肝炎。

✦ 注射乙肝免疫球蛋白可以阻断乙型肝炎的传播吗？

加强疫苗接种及乙肝免疫球蛋白的注射可有效阻断乙型肝炎的传播。

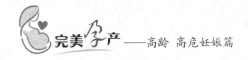

✦ 母乳喂养会传染给新生儿肝炎吗？

母乳喂养不一定会传染给新生儿肝炎，但是在消化道有炎症水肿，或黏膜破损时，母亲乳头皲裂时，母乳中的乙肝病毒就可进入新生儿毛细血管再进入血循环而引起新生儿感染乙肝。

✦ 新生儿疱疹病毒感染会出现什么症状？

经阴道分娩的新生儿疱疹病毒感染可出现新生儿疱疹性结膜炎、角膜炎及全身感染，患儿可出现黄疸、发绀、呼吸窘迫及全身衰竭。

✦ 妊娠合并甲状腺功能亢进产后新生儿需要注意什么？

注意新生儿甲状腺的大小，注意有无甲亢或甲低的症状。甲低：舌头大，蛙腹、皮肤发花、体温不升、睡眠安静、不哭闹、进食少、排便迟缓、反应差。甲亢：兴奋、活动过度，震颤、皮肤潮红、出汗，呕吐，腹泻，体重不增等。

✦ 小于胎龄儿生后应注意什么？

小于胎龄儿在宫内常处于慢性缺氧的环境中，故生后要特别注意有无呼吸困难等缺氧的症状。另外生后要注意保暖，维持体温在正常范围，尽早开奶，监测血糖的变化，预防低血糖的发生。

✦ 小于胎龄儿会影响智力发育吗？

小于胎龄儿的神经系统功能和智商取决于发生的病因及是否存在围产期

并发症。大部分小于胎龄儿在出生后体重增长呈追赶趋势，随后身长也会快速增长，如果在生后第 2 年末达到正常水平，体格和智力发育受影响。

✦ 什么是巨大儿？

出生时体重大于 4000g 称为巨大儿。

✦ 巨大儿会引起什么？

巨大儿分娩时易发生难产而引起窒息、锁骨骨折，胎儿颅内出血或各种产伤。

✦ 巨大儿产生的因素有哪些？

与遗传有关，通常其父母体格较高大；孕期饮食，母亲可能食量较大，摄入蛋白质较高；一些病理因素，如母为糖尿病患者，胎儿患 Rh 溶血病，大血管错位及 Beckwith 综合征等。

✦ "巨大儿" 真的是巨大儿吗？

糖尿病母亲的婴儿，巨大儿多见，但重度糖尿病患者胎儿可能为小样儿。巨大儿通常不够成熟，可见内脏巨大，重量增加，但肾脏多正常，胸腺较小。常见因肺不张，肺透明膜病，畸形及感染等因素而在生后早期死亡。

✦ 巨大儿宝宝需要注意什么？

巨大儿出生后很容易发生低血糖，应尽早开奶，进行母乳喂养，并监测新生儿血糖变化，必要时可以提早喂哺糖水，注意新生儿呼吸情况。

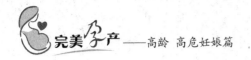
✦ 什么是新生儿产伤骨折？

新生儿产伤骨折是指胎儿在娩出过程中发生的骨折。

✦ 常见的新生儿骨折有哪些？

常见的新生儿骨折有大腿骨折、上臂骨折、锁骨骨折。

✦ 新生儿骨骼的特点是什么？

新生儿的骨膜比较厚，骨皮质薄且较软，骨折时多不连通骨膜一起折断，骨折断端虽会刺破骨膜而错位，但至少仍有一侧骨膜保持原来的连续性。新骨沿骨膜生长，10天后愈合的新骨仍是直的。

✦ 新生儿锁骨骨折怎么办？

一侧锁骨骨折时患侧上肢减少活动，哺乳时防止受压，轻抱轻放，避免压迫伤处或牵拉患肢，一般不需特殊处理，7~10天即可痊愈。

✦ 手术助产对新生儿有什么影响？

可以引起新生儿头颅血肿、新生儿锁骨骨折、臂丛神经麻痹、颜面皮肤损伤等。

✦ 手术助产后发生脸部皮肤损伤怎么办？

皮肤损伤后应保持皮肤干燥，每日两次用稀释的安儿碘消毒局部皮肤，防止发生感染。

✦ 手术助产后发生头颅血肿怎么办？

血肿一般不需要特殊治疗，可每日肌肉注射维生素 k_1，应用 3 天，局部皮肤保持清洁干燥，6~8 周血肿可自行吸收。

✦ 手术助产发生头颅血肿有什么症状？

血肿部位多在头顶部，血肿在生后数小时到数天逐渐增大，血肿边界清楚，表面皮肤正常。

✦ 什么是新生儿胎粪性便秘？

是由于胎粪稠厚积聚，在乙状结肠及直肠内，排出量很少，若于出生后72 小时尚未排完，且新生儿表现为腹胀，呕吐，拒奶，这时可用温开水或开塞露刺激，胎粪排出后症状消除不再复发。如果随后又出现腹胀，这种顽固性便秘要考虑先天性巨结肠症。

✦ 新生儿 2~3 天解一次大便正常吗？

新生儿便秘大多发生在吃配方奶的宝宝中，2~3 天解 1 次大便。如果宝宝排便不困难，并且大便也不硬，宝宝精神好，体重增长，这就不是病，而是宝宝排便的一种习惯。如果除大便次数明显减少外，每次排便时还非常用力，并且排便后会出现肛门破裂，便血应及时处理。

✦ 新生儿便秘可以用泻药吗？

新生儿便秘切忌用泻药，因为泻药有可能导致肠道蠕动异常而引起肠套叠。

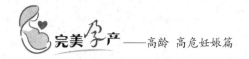

✦ 新生儿为什么容易发生吸入性肺炎?

新生儿虽然在出生时吞咽功能已完善,但食管下部括约肌松弛,胃呈水平位,幽门括约肌发达,容易发生溢乳和呕吐,奶汁和呕吐物容易被反吸入肺内,引起吸入性肺炎。

✦ 如何避免新生儿发生吸入性肺炎?

在哺乳新生儿之后,尽量让新生儿保持侧卧位姿势,如果此时新生儿发生溢乳和呕吐,奶汁和呕吐物可以沿着新生儿嘴角流出,而不会发生吸入。也就可以避免发生吸入性肺炎。

✦ 为什么新生儿经常反复呕吐?

新生儿虽然在出生时吞咽功能已完善,但食管下部括约肌松弛,胃呈水平位,幽门括约肌发达,容易发生溢乳和呕吐。

✦ 新生儿呕吐物呈血性怎么办?

婴儿在分娩过程中咽下母血,生后不久便出现呕血,呈暗红色呕吐物,如呕吐物呈鲜红色血性,则有可能出现消化道出血,需要立即进行治疗。

✦ 早产儿如何喂养?

吸吮及吞咽反射良好者,可直接哺喂母乳,吸吮及吞咽反射弱者以滴管或鼻饲喂养。体重过小或反复出现呼吸暂停,鼻饲有困难者可采取静脉输注营养液,每天详细记录出入量,哺乳后观察有无青紫、溢乳及呕吐,防止误吸,喂养后取右侧卧位,必要时哺乳前后吸氧15分钟。精确测量体重,体重不增加者应分析、调整、补充营养。

早产儿人工喂养为什么必须用专门的早产奶粉？

人工喂养时普通牛乳中蛋白质含量及酪蛋白比例较高，喂养时可使内源性氢离子增加，超过肾脏的排泄能力，引起不良反应，表现为面色苍白，反应差，体重不增，因此人工喂养的早产儿应采用早产儿配方奶粉。

早产儿为什么容易发生坏死性小肠结肠炎？

早产儿的消化酶含量接近于足月儿，但胆酸分泌少，对脂肪的消化吸收差，缺氧或喂养不当等因素可引起坏死性小肠结肠炎。

坏死性小肠炎的临床表现是什么？

多发生于早产儿，病情严重，其病死率达到 50% 左右，大多在生后 2 周内发病，初期表现为体温不升、呼吸暂停、拒乳和嗜睡，同时出现不同程度的腹胀、呕吐、腹泻、血便，最后可发展为呼吸衰竭、休克。

早产儿为什么要特别注意保暖？

新生儿体温调节中枢功能不完善，皮下脂肪薄，体表面积相对较大，皮肤表皮角化层差，易散热，寒冷时全靠棕色脂肪化学产热，早产儿棕色脂肪少，产热能力差，寒冷时容易发生低体温，故需要注意保暖。

早产儿为什么不能长时间吸氧？

早产儿吸入高浓度氧或吸氧时间过长可导致早产儿视网膜病变和支气

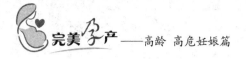
管、肺发育不良。

✦ 为什么早产儿更容易溢奶？

早产儿相对足月儿来说吞咽反射弱，吸吮力差，胃贲门括约肌松弛，容量小，更容易发生溢乳现象。

✦ 为什么早产儿黄疸持续时间长而重？

新生儿黄疸是因为胆红素在体内积聚引起皮肤或其他器官黄染，早产儿肝脏功能不成熟，葡萄糖醛酰转移酶不足，对胆红素结合和排泄功能差，黄疸持续时间较长且较重。

✦ 为什么早产儿更容易发生低血钙？

生长发育快，早产儿体重增长的倍数较足月儿为大，1岁时足月儿的体重大致等于初生时的3倍，1501~2000g早产儿1岁时的体重可达初生时的5倍半，1001~1500g者可达7倍。由于生长特快，极易发生低血钙和佝偻病。

✦ 新生儿为什么容易发生低体温？

新生儿体表面积相对较大，皮肤较薄，血管较多，易于散热，加上体温调节中枢发育未臻完善，以致调节功能不全。当环境温度降低，保暖不够或热量摄入不足时，很容易发生低体温。

✦ 为什么新生儿会发生青紫的现象？

青紫是新生儿最常见的症状之一，既可由肺部疾病换气不足引起，也是许多右至左分流先天性心脏病的一个症状，并且还可见于中枢神经系统损伤及某些血液病。

✦ 新生儿发生青紫应该怎么办？

一经发现青紫，应首先检查呼吸道是否通畅，同时及早吸氧治疗，尽快使青紫消除，维持 PaO_2 在 6.65kPa（50mmHg）以上，同时进行病因治疗。

✦ 新生儿四肢青紫说明存在缺氧吗？

新生儿在安静的状态下，面颊嘴唇红润，躯干淡红，四肢末端青紫，这是正常现象，并不能说明新生儿存在缺氧。

✦ 新生儿体温为什么不稳定？

新生儿体温调节中枢不完善，体温容易受外界因素的影响。如吃奶、运动、哭、包被过厚、外环境过热等，均可使新生儿体温升高；而饥饿，低热量，体弱，少动，保暖条件不够，可使新生儿体温下降。

✦ 新生儿发热时需要观察什么？

新生儿发热时要观察伴随的一些症状，如咳嗽，呕吐，腹泻等，可以更全面了解新生儿情况，不可以盲目服用解热类药物。

✦ 新生儿期挤压乳房会带给孩子什么伤害？

用手挤压新生儿乳房，或因乳头凹陷不恰当的牵拉，容易造成局部损伤感染，引起新生儿乳腺炎。

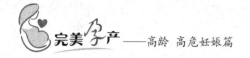
✦ 新生儿乳腺炎和生理性乳腺肿大有什么区别？

生理性乳腺肿大是受母体内分泌激素的影响，多为双侧肿大，无红肿和压痛。新生儿乳腺炎则表现为感染多为一侧乳房，表现为两侧乳房不对称，患侧乳房局部坚硬红肿，有压痛，严重者吃奶不好，发热。

✦ 如何预防发生新生儿乳腺炎？

不要用手挤压新生儿乳房，或用手牵拉乳头，保持局部清洁干净。

✦ 胎儿缺氧时为什么会使羊水变色？

若胎儿在宫内或分娩时缺氧，使胎儿肠道和皮肤血流量减少，导致肠壁缺血痉挛，肠蠕动增加，肛门括约肌松弛而排出胎粪，胎粪混在羊水中便可使羊水变成黄色或绿色。

✦ 什么原因可引起新生儿脐炎？

细菌感染（60%）：在断脐时，或断脐后，多由断脐时或生后处理不当而引起。消毒处理不严，护理不当就很容易造成细菌污染，引起脐部发炎。常见的病原菌：金黄色葡萄球菌，大肠杆菌，其次为溶血性链球菌，或混合细菌感染等。

其他（10%）：异物刺激可发生脐炎。脐带脱落后，伤口延迟不愈，潮湿渗液，为受感染的最初症状，继之脐周围皮肤红肿，波及皮下。残端有脓性分泌物，脓汁恶臭，还可见腹壁水肿、发亮，形成蜂窝组织炎及皮下坏疽。慢性炎症常形成脐肉芽肿，而妨碍脐创愈合。

✦ 如何预防新生儿脐炎？

新生儿脐炎预防的关键在于断脐时应严格无菌操作，断脐的用具要严格消毒。遇有紧急情况，接生时消毒不严，应在数小时内再次重新断脐和严格消毒脐带残端。

在脐带残端脱落前后，要勤换尿布，保持脐部清洁干燥，每天可用75%的医用酒精涂擦脐残端和周围2~3次。如果有结痂形成，涂擦酒精时应将结痂掀起，从内向外涂擦，才能真正起到消毒的作用。

✦ 新生儿脐炎有什么症状？

脐带根部发红，或脱落后伤口不愈合，脐窝湿润、流水，这是脐带发炎的最早表现。以后脐周围皮肤发生红肿，脐窝有浆液脓性分泌物，带臭味，脐周皮肤红肿加重，或形成局部脓肿。

✦ 新生儿脐炎如何护理？

（1）保持脐带残端的清洁、干燥。如果脐窝处有红肿、分泌物增多现象，可用消毒棉签蘸75%酒精清除分泌物。

（2）发现脐带根部有白色脓性分泌物、有臭味，就可能发生了脐炎，应立即送医院诊治。

✦ 新生儿脐部有分泌物怎么办？

新生儿脐部分泌物多，使脐部存在于潮湿的环境中，细菌容易繁殖，而新生儿脐部残端尚未完全闭合，细菌容易入血导致败血症的发生。当脐部有分泌物时，要用75%酒精消毒液彻底清洗干净，并保持脐部清洁干燥。

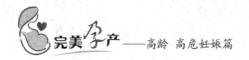
✦ 新生儿脐部出血怎么办?

新生儿脐部残端的血管夹闭不严容易导致脐部出血,如出血少可不必处理,如出血严重,则必须重新结扎脐带。

✦ 为什么要强调新生儿的脐部消毒?

新生儿脐部残端未完全闭合,细菌容易进入血液,引起新生儿脐炎,甚至败血症。

✦ 什么是新生儿低体温?

新生儿体温小于 35℃称为低体温,可出现四肢湿冷或全身冰冷,并伴有心率减慢。

✦ 新生儿体温低会有什么影响?

新生儿由于寒冷、保温不足或某些疾病的影响会发生新生儿冷伤,主要表现为低体温和皮肤硬肿。

✦ 新生儿硬肿症的常见原因是什么?

新生儿硬肿症的常见原因是寒冷、早产、感染和窒息。

✦ 新生儿硬肿症发病初期有什么表现?

新生儿硬肿症发病初期表现为体温降低,吸乳差或拒乳、哭声弱等;病情加重时发生硬肿和多器官损害体征。

✦ 什么是新生儿硬肿症？

是由皮质硬化和水肿所形成，其特点为皮肤硬肿，紧贴皮下组织，不能移动，有水肿者压之有轻度凹陷。

✦ 新生儿硬肿症发生的顺序是什么？

新生儿硬肿症发生的顺序：小腿→大腿外侧→整个下肢→臀部→面颊→上肢→全身。

✦ 如何治疗新生儿硬肿症？

复温是低体温患儿治疗的关键。复温原则是逐步复温，循序渐进；支持疗法，足够的热量有利于体温恢复，根据病人情况选择经口喂或静脉营养；合理用药，有感染者选用抗生素，纠正代谢紊乱。

✦ 如何预防新生儿发生低体温？

新生儿出生后尽快进行保暖，尽早母乳喂养，保证充足的热量供应。

✦ 营养不良患儿的表现是什么？

营养不良患儿最早出现的症状是体重不增，随后患儿体重下降。最后，皮下脂肪逐渐减少以至消失。

✦ 皮下脂肪消耗的顺序是什么？

皮下脂肪消耗首先累及腹部，其次是躯干、臀部、四肢，最后是面颊。

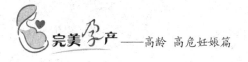

因为皮下脂肪减少首先发生于腹部，故腹部皮下脂肪层厚度是判断营养不良程度的重要指标之一。

✦ 什么是佝偻病？

维生素 D 缺乏性佝偻病简称佝偻病，是由于维生素 D 缺乏导致钙、磷代谢失常，从而使正常正在生长的骨骺端软骨板不能正常钙化、造成以骨骼病变为特征的一种全身慢性营养性疾病。

✦ 小儿佝偻病的常见原因是什么？

孕母围生期维生素 D 摄入不足，日光照射不足，生后维生素摄入不足，胎儿生长过速，疾病与药物的影响均可导致小儿佝偻病。

✦ 佝偻病初期的表现是什么？

初期多见于 3 个月以内的小婴儿，主要表现为非特异性神经精神症状，如易激惹、烦躁、睡眠不安、夜间啼哭。常伴有与室温季节无关的出汗，尤其是头部多汗而刺激头皮，致婴儿常摇头擦枕，出现枕秃。

✦ 佝偻病激期有什么表现？

骨骼改变：

头部：3~6 个月患儿可见颅骨软化，重者可见乒乓球样的感觉。

7~8 个月患儿可有方颅。

胸部：胸廓畸形多见于 1 岁左右的小儿。肋骨与肋软骨交界处骨骺端因骨样组织堆积而膨大呈钝圆形隆起，上下排列如串珠状，可触摸及或看到。

四肢：6 个月以上小儿腕、踝部肥大形成佝偻手镯或脚镯。小儿行走后，由于骨质软化，因负重可出现下肢弯曲，形成严重膝内翻或膝外翻畸形。

✦ 宝宝什么时候可以户外活动?

宝宝出生后 2~3 周即可由家长带出参加户外活动,冬季也要注意保证每日 1~2 小时户外活动时间。

✦ 宝宝如何正确通过参加户外活动摄取维生素D?

夏季温度太高,应避免太阳直射,可在阴凉处活动,尽量多暴露皮肤。冬季室内活动时开窗,让紫外线能透过。有研究显示,每周让母乳喂养的婴儿户外活动 2 个小时,仅暴露面部和手部,可维持婴儿血 25-$(OH)_2D_3$ 浓度在正常范围的低值。

✦ 什么是先天性胆道闭锁?

先天性胆道闭锁是先天性胆道发育障碍导致的胆道梗阻、临床出现黄疸进行性加重的新生儿疾病。

✦ 先天性胆道闭锁的病因是什么?

本病病因尚未完全了解,主要有两种学说:①先天性发育畸形学说:胚胎期 2~3 个月时发育障碍,胆管无空泡化或空泡化不完全,则造成胆道全部或部分闭锁。②病毒感染学说:胚胎后期或出生早期患病毒性感染,引起胆管上皮损伤、胆管周围炎及纤维性变等而引起胆道部分或完全闭锁。

✦ 先天性胆道闭锁的主要表现是什么?

先天性胆道闭锁的主要表现:黄疸,呈进行性加重;肝脾肿大;发育迟缓。

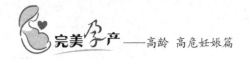

✦ 先天性胆道闭锁如何治疗？

手术治疗是唯一的有效方法，争取在出生后 2 个月进行，以避免发展为不可逆性肝硬变。

✦ 为什么新生儿容易发生细菌感染？

新生儿对很多微生物高度敏感，尤其是细菌；胎龄、日龄越小，免疫功能、局限感染能力越差，感染越易扩散；常导致肺炎、败血症、脑膜炎。

✦ 常见的新生儿细菌感染有哪些？

在国内肺炎最常见，其次为败血症，衣原体结膜炎也颇多见，尿路感染报告的较少，这与未普遍检查尿液有关。

✦ 为什么新生儿皮肤黏膜屏障功能较差？

①新生儿皮肤含水量较高，PH 值高有利于细菌繁殖；表皮角化不良，胶原纤维排列疏松，其完整性易破坏，有利于细菌入侵。汗液中的乳酸不利细菌生长繁殖，但胎龄越小，汗腺发育越差。②黏膜娇嫩，呼吸道及消化道防御功能不全，胃酸少，酸度低，胆汁中胆酸少，对细菌杀菌不利。黏膜易破损，通透性高，有利于细菌入侵血循环。③脐坏死组织有利于细菌繁殖，脐残端是一暴露伤口，离较粗血管最近，细菌易由此侵入血液。

✦ 哪些新生儿考虑有细菌感染的可能？

①孕母孕晚期细菌性感染；②分娩时胎儿宫内窘迫，胎膜早破或产程延

长，难产尤其有皮肤破损或经插管抢救者。③一般表现差，如面色不够红润、反应低下，哭声减弱、少哭、吸吮无力等。

✦ 什么是新生儿败血症？

是指病原体侵入新生儿血循环，并在其中生长、繁殖、产生毒素并发生全身炎症反应综合征。

✦ 新生儿败血症是怎么发生的？

新生儿败血症感染可能发生在产前、产后或产时。产前感染与孕妇有明显的感染有关，尤其是羊膜腔的感染易引起发病；产时感染与胎儿通过产道时被细菌感染有关，如胎膜早破、产程延长等；产后感染往往与细菌从脐部、皮肤黏膜损伤处及呼吸道、消化道等入侵有关。近年来医源性感染有增多趋势。

✦ 败血症有什么临床表现？

早期表现精神不佳、食欲不佳、哭声弱、体温异常等，转而发展为精神萎靡、嗜睡、不吃、不哭、不动，面色欠佳和出现病理性黄疸、呼吸异常。少数严重者很快发展成循环衰竭、呼吸衰竭、DIC、中毒性肠麻痹、酸碱平衡紊乱和胆红素脑病。

✦ 如何做好败血症患儿的病情观察？

如患儿出现面色青灰、呕吐、脑性尖叫、前囟饱满、两眼凝视提示有脑膜炎的可能；如患儿面色青灰、皮肤发花、四肢厥冷、脉搏细弱、皮肤有出血点等应考虑感染性休克或DIC。

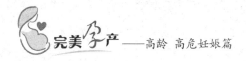

✦ 什么是"七日风"?

新生儿破伤风俗称"七日风",是因破伤风梭状杆菌经脐部侵入引起的一种急性严重感染,常在出生后七天左右发病。

✦ 破伤风的临床特征是什么?

破伤风以全身骨骼肌强直性痉挛和牙关紧闭为特征。早期为哭闹、口张不大、吃奶困难、随后发展为牙关紧闭、面肌紧张、口角上牵,呈苦笑面容,伴有阵发性双拳紧握、严重可引起患儿全身青紫、窒息。

✦ 新生儿是如何感染破伤风的?

接生时用未消毒的剪刀、线绳来断脐,包扎或包裹脐端时消毒不严,使破伤风杆菌入侵脐部而引起新生儿破伤风。

✦ 院外分娩的新生儿为什么容易发生破伤风?

破伤风杆菌广泛存在于土壤、尘埃、粪便中,院外分娩时由于分娩地点卫生条件的限制,导致破伤风杆菌容易从新生儿脐部入血,并在体内大量繁殖而引发破伤风。

✦ 什么是新生儿窒息?

新生儿窒息是胎儿因缺氧发生宫内窘迫或娩出过程中发生的呼吸、循环障碍,以致生后 1 分钟内无自主呼吸或未能建立规律性呼吸,而导致低氧血症和混合性酸中毒。

✦ 孕母哪些情况会引起胎儿或新生儿窒息？

（1）孕母因素：母亲患心、肾疾病，慢性肺疾病、妊娠高血压综合征、糖尿病，严重贫血，感染，多胎，孕母年龄大于 35 岁或小于 16 岁，吸烟或吸毒、以及应用降压药、镇静剂或麻醉剂等；（2）胎盘因素：如胎盘功能不全、前置胎盘、胎盘早期剥离等；（3）脐带因素：如脐带扭转、绕颈、打结、过短、脱垂、畸形等；（4）胎儿因素；如畸形（心、肺、纵隔、脑）、颅内出血等。各种畸形如后鼻孔闭锁、喉蹼、肺膨胀不全、先天性心脏病及宫内感染所致神经系统受损等。早产儿、巨大儿、小于胎龄儿；胎儿有严重呼吸道、心血管畸形者，胎粪吸入致使呼吸道阻塞等。多数发生在产程开始以后，胎儿因缺氧首先出现胎动增加，胎心增快，肠蠕动亢进，肛门括约肌松弛，排出胎粪；随后进入抑制状态，胎心减慢和节律不齐，少数缺氧严重者可导致死亡；（5）分娩因素：手术产，如高位产钳、臀位、胎头吸引不顺利；产程中的麻醉、镇痛药使用不当等。

✦ 新生儿窒息主要的检查是什么？

Apgar 评分：广泛应用 Apgar 评分法判定新生儿窒息的严重程度。在胎儿出生后 1 分钟和 5 分钟进行常规评分。新生儿窒息的严重程度按胎儿生后 1 分钟 Apgar 评分判断。

✦ 新生儿复苏的原则和方案是什么？

复苏的原则与方案：窒息婴儿的复苏，必须分秒必争，可由产、儿科医师合作进行。采用 ABCDE 复苏方案，即 A（airway）：清理呼吸道；B（breathing）：建立呼吸，增加通气；C（circulation）：维持正常循环，保证足够心搏出量；D（drug）：药物治疗；E（evaluation）：评价婴儿。前三项最为重要，其中 A 是根本，通气是关键。

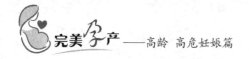

✦ 家长应如何预防新生儿窒息？

因父母护理不当，健康的新生儿，有时也会突然脸色青紫，哭不出声，甚至呼吸受阻而发生窒息。预防并不难，平时最好让孩子养成独自睡觉的习惯，不要含着奶头睡觉，不要和妈妈睡在一个被窝里。睡觉的床不要过于柔软，要注意幼儿的睡觉姿势。晚上喂奶时，如果妈妈独自睡着后，充盈的乳房会堵住孩子的口鼻，枕头和棉被也会阻碍孩子的呼吸，造成窒息。

✦ 胎膜早破会引起新生儿肺炎吗？

胎膜早破 18 小时以上容易引起羊膜绒毛膜炎，胎儿在宫内吸入污染的羊水，可以引发感染性肺炎。

✦ 新生儿肺炎是什么原因引起的？

新生儿肺炎常常是由于胎膜早破、羊水感染（羊膜炎）、胎儿肺内吸入感染的羊水所致。也可由出生后保暖不当、或曾与患呼吸道感染者接触，先发生上呼吸道感染然后向下蔓延而成为肺炎，也可以是全身败血症的一部分。生后几周可发生肺炎，常见于使用呼吸机被动呼吸的婴儿。

✦ 新生儿肺炎严重吗？

如能及时治疗，一般预后良好，对新生儿生长发育影响不大。如不及时治疗，就很容易引起呼吸衰竭、心力衰竭、败血症乃至死亡。

✦ 新生儿肺炎治疗需要多长时间？

新生儿肺炎一般没那么快消失，无并发症的话，治疗的疗程一般需要一周左右。如果是早产儿或是体弱者，可能需要更久。

新生儿肺炎的治疗方案是什么？

肺炎治疗用抗生素静脉注射，抗生素应及早使用，根据实验室检查出的致病菌选择抗生素。根据具体病症进行对症处理：呼吸衰竭、低氧血症可因情况进行供氧，如烦躁、惊厥者及时进行镇静、止痉，体温不升者应保温等。使用呼吸机的患儿，气管内分泌物多，医生应用吸管吸出分泌物，给予婴儿更多的支持治疗。

如何做好新生儿肺炎的护理？

尽量减少不必要的人接触新生儿，避免感染，室内要清洁通气，室温最好维持在18℃~22℃，保持适当湿度。母亲或护理人员若患感冒，要戴口罩以免传染。此外要为新生儿接种卡介苗，生后第一天要接种乙型肝炎疫苗。注意保持婴儿的清洁卫生，须经常给宝宝翻身变换体位，促进痰液排出。

如何预防新生儿肺炎？

防止感染（1）出生前：做好孕期保健，注意个人卫生，保持生活环境的清洁卫生，防止患上感染性疾病。（2）出生后：提供良好的生活环境，如干净柔软的衣被。哺乳用具及尿布应消毒。成人应勤洗手。避免小儿接触感冒患者。发现孩子有脐炎或皮肤感染等情况时，立即治疗，防止病菌扩散。定期做产前检查：母亲在怀孕期间定期做产前检查，防止胎儿发生宫内缺氧，从而避免羊水或胎粪吸入性肺炎及减轻疾病的严重程度。

什么是先天性甲状腺功能低下症？

先天性甲状腺功能低下症，大部分是因为缺乏甲状腺素，可能是无甲状

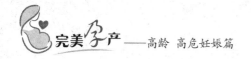

腺、甲状腺发育不全或异位性甲状腺所致。部分原因为甲状腺素合成异常，下丘脑、垂体功能异常，母亲怀孕时缺乏碘或母亲服用抗甲状腺药物，母亲有自身免疫系统性甲状腺炎或其他不明原因所致。

✦ 什么是苯丙酮尿症？

苯丙酮尿症是一种以智力低下为特征的先天性代谢疾病，属于常染色体隐性遗传病。患儿在出生时无异常表现，一般在 6 个月后出现发育落后，毛发皮肤色素颜色较浅，患儿烦躁不安，易发脾气，行为异常，尿有鼠臭味，未经治疗患儿智力重度低下。

✦ 新生儿代谢疾病筛查的流程及方法是什么？

新生儿筛查通常是必须在新生儿进食 72 小时之后，生理状态稳定的情况下，且食物经适当代谢后，取血液送检。新生儿筛查的血液是采集脚跟两侧部位微量血液。

✦ 新生儿筛查呈阳性怎么办？

筛查阳性只是表示新生儿血中之异常代谢物的浓度明显高于正常参考范围，或酵素活性明显低于正常活性，该患儿先天性代谢异常疾病的危险性比一般新生儿高，并不代表一定患病。父母应立即带孩子到综合性医院或专业性儿童医院接受诊断。

✦ 什么是先天性梅毒？

先天性梅毒又称胎传梅毒，是梅毒螺旋体由母体经过胎盘进入胎儿血循环中所致的梅毒。发病可出现在新生儿期、婴儿期和儿童期。

✦ 什么是新生儿尿布疹？

是臀部皮肤受到摩擦、大小便刺激而引起的臀部皮肤发红、发肿，甚至溃烂感染的现象。

✦ 新生儿发生尿布疹怎么办？

新生儿发生尿布疹要及时更换被大小便浸湿的尿布，保持臀部清洁干燥，避免不良刺激。

✦ 哺乳时乳头不洁，使用污染的奶具会发生什么？

哺乳时乳头不洁，使用污染的奶具有可能会使新生儿患上鹅口疮、腹泻等疾病。

✦ 婴儿口腔黏膜出现白斑代表什么？

患有鹅口疮的患儿口腔黏膜，颊黏膜，舌面上会出现一片片白色的凝乳状物体，患病初期口腔会出现白色点状物，以后面积会加大，逐渐融合成一大片。如果婴儿口腔黏膜出现白斑就有可能代表孩子患了鹅口疮。

✦ 鹅口疮是什么？

一种由白色念珠菌感染导致的疾病，好发于营养不良，身体虚弱，长期使用大量抗生素的婴幼儿。

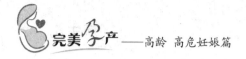

✦ 鹅口疮应如何防治？

喂奶用具清洗干净，彻底消毒，母乳喂养的妈妈一定要注意乳头的清洁，以免细菌在喂哺的过程中进入宝宝的口中，如果宝宝营养不良或消化不良时要及时治疗。可予制霉菌素，涂口腔患病部位。

✦ 什么是新生儿腹泻？

一般来说，解稀水便并不一定就是腹泻。所谓的腹泻必须是和平日固定的大便形式、次数来做比较。当所含水分增多，可能带有黏液或有颜色改变，大便次数也较平日增加才诊断为新生儿腹泻。

✦ 新生儿为什么容易发生腹泻？

婴幼儿消化系统不够成熟，胃酸和消化酶分泌不足，消化酶的活性低，在受到不良影响时容易发生腹泻。

✦ 早产儿为什么容易发生腹泻？

早产儿机体防御能力较差，出生后未建立正常肠道菌群，或因肠道菌群失调时，容易发生腹泻。

✦ 人工喂养的新生儿为什么容易发生腹泻？

人工喂养的新生儿不能从母乳中摄取含有 SIgA、巨噬细胞和粒细胞等有很强的抗感染能力的成分，加上食物、食具容易被污染等因素，人工喂养儿发生肠道感染、腹泻的几率明显高于母乳喂养儿。

✦ 引起新生儿腹泻的常见原因是什么？

引起新生儿腹泻常见的为饮食因素：喂养时间不定时，饮食量不当，过早、过浓给予脂肪含量高的配方奶。

✦ 天气过热为什么会引起新生儿腹泻？

天气过热，新生儿的消化液分泌减少，口渴饮奶过多可诱发消化功能紊乱而发生腹泻。

✦ 天气过凉为什么会引起新生儿腹泻？

天气突然变凉，新生儿腹部容易着凉，导致肠蠕动增加，引起腹泻。

✦ 新生儿腹泻可能造成哪些危险状况？

脱水：腹泻会大量流失体内水分及电解质，严重时会出现脱水、低血钠、低血钾、甚至导致急性肾衰竭、抽搐、昏迷、休克而致生命危险。

严重感染并发症：当腹泻症状严重时，肠道抵抗力减低，容易有一些严重并发症产生。例如肠梗阻、肠穿孔、败血症等。

✦ 新生儿腹泻是否立即就医？

当宝宝食欲和活动力很好，没有发热的现象，腹泻的情况经过简单的饮食调整就可以很快获得改善，则可在家中自行照顾。

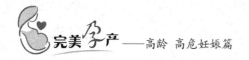

✦ 新生儿腹泻什么情况需要就医？

若宝宝有高热，或食欲、活动力欠佳或合并有腹痛、腹胀、呕吐等情形，粪便中有脓、血丝、黏液、产生酸臭味，这时要考虑有严重感染或脱水的可能，必须立即就医。

✦ 新生儿腹泻如何护理皮肤？

勤换尿片，大便后可用棉花蘸温水轻轻擦洗，清洗完可擦一点凡士林，婴儿油也可以减少摩擦。避免宝宝红臀。如果已有红臀，皮肤干后须依医院的处方给予外用药处理。

✦ 如何预防新生儿腹泻？

喂哺时，先清洁乳头；如果宝宝配方奶喂养，应注意奶瓶，奶嘴应经煮沸消毒；吃剩的奶水应丢掉，奶水不宜在室温下放置时间过长；开水需煮沸，使用饮水机要注意清洁及沸点是否足够的问题。

✦ 宝宝为什么容易患口角炎？

季节干燥，宝宝常流口水，所以宝宝易患口角炎。

✦ 口角炎有什么症状？

口角炎俗称"烂嘴角"，表现为口角潮红、起疱、皲裂、糜烂、结痂、脱屑等。宝宝张口易出血。口角炎的诱发因素是冷干的气候，会使口唇、口角周围皮肤黏膜干裂，周围的病菌乘虚而入造成感染。

✦ 口角炎如何防治？

小儿患口角炎不易治愈，容易复发，让宝宝多吃蔬菜，水果，补充维生素 C，多喝水，裂口严重者可遵医嘱用药进行湿敷。

✦ 新生儿惊厥和新生儿颤抖有什么区别？

新生儿有无惊厥，需要观察自然姿势和自发动作，正常足月新生儿的肢体均有一定的张力，四肢呈屈曲状，手紧握拳，拇指内收，打开包被，由于肢体束缚被解除，皮肤受到寒冷刺激，肢体可出现粗大震颤样自发动作，然后出现徐缓的，无规律的，抽搐样手足徐动，这些无意识，不协调的动作是由大脑皮层下中枢支配，在新生儿期不属于病理现象，但新生儿惊厥为突然出现的肌张力改变，持续性伸肌强直，反复迅速的肢体某一部位抽搐，及阵发性痉挛，并有反复挤眉，咀嚼，屏气伴有青紫。